Haftungsausschluss

Vorwort

Herzlich willkommen zu diesem Buch über den Säure-Basen-Haushalt. Sie finden hier nicht nur allgemein wertvolle Informationen, wie Sie Ihren Säure-Basen-Haushalt in Balance halten, sondern auch über 100 großartige Rezepte, welche den Umstieg in eine basenreiche Ernährung kinderleicht machen.

Sie werden sehen, dass Sie bei einer basenüberschüssigen Ernährung nichts vermissen werden und Ihnen die Zubereitung der überwiegend sehr einfachen Rezepte viel Spaß bereiten wird.

Zusätzliche Tipps, welche unabhängig von der Ernährung die Balance des Säure-Basen-Haushalts im Körper regulieren, werden Ihnen schnell helfen, sich in Ihrem Körper wieder wohler zu fühlen und fit durch den Alltag zu gehen.

Guten Appetit und viel Freude beim Stöbern!

Inhalt

Allgemeines

Rezepte

Rezepte

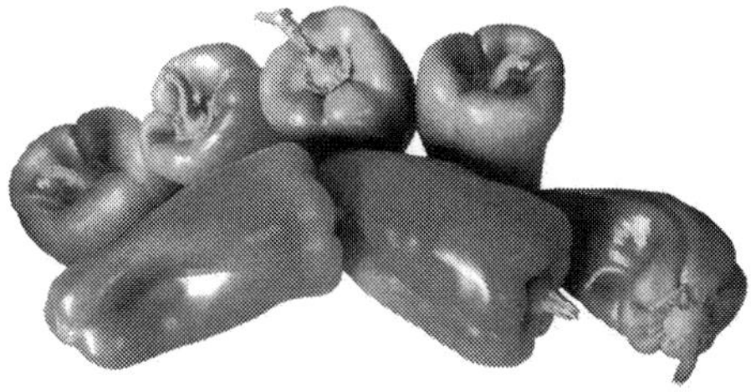

Rezepte

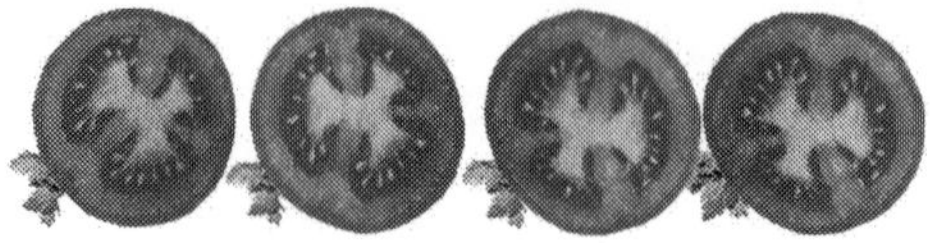

Rezepte

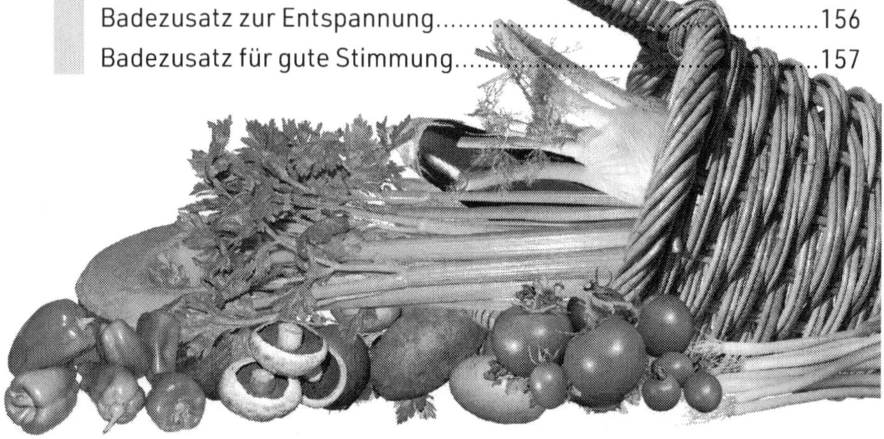

Wieso ist der Säure-Basen-Haushalt so wichtig?

Sie fühlen sich häufig ausgelaugt, leiden regelmäßig an Kopfschmerzen, haben Cellulite oder Hautprobleme? Dann sind dies möglicherweise Indizien dafür, dass in Ihrem Körper die Säuren überwiegen und der Säure-Basen-Haushalt nicht im Einklang ist.

Im Körper laufen viele Stoffwechselvorgänge ab, für welche genügende Nährstoff- und Sauerstoffzufuhr, aber auch der richtige pH-Wert wichtig sind. Der pH-Wert gibt an, wie stark eine Lösung sauer oder basisch ist. Bei einem ausgeglichenen Verhältnis des Säure-Basen-Haushalts wird der perfekte pH-Wert erreicht, welcher auch als pH-Optimum bezeichnet wird. Bei diesem können die Enzyme im Körper optimal arbeiten. Wichtig ist der richtige pH-Wert auch für die Umwandlung von Eiweißen, Fetten und Kohlenhydraten in Energie oder auch um eine gute Funktionsfähigkeit von Muskeln und Organen zu gewährleisten. Ein ausgeglichener Säure-Basen-Haushalt ist also enorm wichtig für die Gesundheit des Körpers und trägt zum allgemeinen Wohlbefinden bei.

Der pH-Wert reicht von null bis vierzehn. Bei einem pH-Wert von null bis sechs befindet sich etwas, wie zum Beispiel Körperflüssigkeiten, im sauren Bereich. Einige Körperflüssigkeiten, wie beispielsweise der Magensaft oder auch Schweiß, sollen sogar in diesem Bereich liegen. Es ist also nicht grundsätzlich etwas Schlechtes, wenn sich etwas im sauren Bereich befindet. Der Wert sieben gilt als neutral und im Bereich von acht bis vierzehn befindet sich der pH-Wert im basischen Bereich. In diesem basischen Bereich sollten sich beispielsweise das Bindegewebe und das Blut befinden.

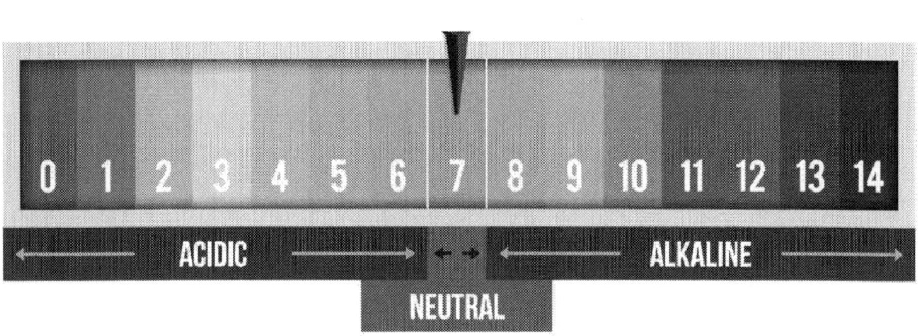

Das Schwierige an der Säure-Basen-Balance ist also, dass das Optimum überall im Körper anders ist. Während der Magen sehr sauer ist, um beispielsweise Bakterien abzutöten, ist der Speichel beim Menschen basisch. Der Körper ist immer auf einen Ausgleich des Säure-Basen-Haushalts aus und kann kurzzeitige Schwankungen daher auch eigenständig sehr gut regulieren. Lediglich langfristige Veränderungen können zu Problemen, wie zum Beispiel der Beeinträchtigung des Nährstofftransportes oder zur nachteiligen Organaktivität führen. Die eigenständige Regulation im Körper ist hauptsächlich durch die Zusammenarbeit von Lunge, Niere, Blut und dem Bindegewebe möglich.

Die richtige Ernährung ist maßgeblich für die perfekte Balance im Körper. Beim Abbau von Aminosäuren entstehen die Säuren im menschlichen Körper. Viele Eiweiße (bestehend aus Aminosäuren) sind beispielsweise in Fleisch, Eiern oder auch Milch enthalten. Diese Lebensmittel gelten daher als säurebildend. Pflanzliche Lebensmittel wie Gemüse und Obst enthalten stattdessen einige basische Mineralien und werden daher als basenbildend eingestuft. Sie wirken entsäuernd.
Um eine ausgeglichene, basenreiche Ernährung zu gewährleisten, sollten Sie sich daher etwa zu 20 Prozent von säurebildenden Lebensmitteln und zu 80 Prozent von basischen Lebensmitteln ernähren.
Die Beurteilung, ob ein Lebensmittel eine säure- oder basenbildende Wirkung hat, erfolgt über den sogenannten PRAL-Wert (Potential Renal Acid Load). Durch diesen Wert ist zu erkennen, wie hoch die Säurebelastung der Nieren durch ein bestimmtes Lebensmittel ist. Umso höher der PRAL-Wert, desto höher die Säurebelastung. Die Berechnung für jedes Lebensmittel erfolgt anhand folgender Formel: (mEq = Milliequivalent) = 0,49 x Protein (g) + 0,037 x Phosphor (mg) - 0,021 x Kalium (mg) - 0,026 x Magnesium (mg) - 0,013 x Calcium (mg).

Sie werden feststellen, dass der Geschmack eines Lebensmittels nichts über den pH-Wert aussagt. Eine saure Zitrone zählt beispielsweise dennoch zu den basischen Lebensmitteln.

In den nachfolgenden Tabellen sind einige Lebensmittel mit den entsprechenden PRAL-Werten aufgeführt. Ein hoher negativer Wert bedeutet, dass das Nahrungsmittel sehr basisch ist. Ein hoher positiver Wert bedeutet dagegen, dass das Nahrungsmittel stark säurebildend ist.

Getränke

Apfelsaft	-2,0	Mehrfruchtsaft	-2,1
Bier (dunkel)	-0,2	Mineralwasser	-0,1
Bier (hell)	0,2	Möhrensaft	-4,8
Bier (Pilsener Art)	-0,04	Orangensaft	-2,8
Cola	1,8	Rote-Rüben-Saft	-3,9
Espresso, Aufguss	-2,3	Rotwein	-1,8
Früchtetee	-0,2	Tafelwasser	-0,7
Gemüsesaft	-3,6	Tee (grün)	-0,5
Getränkepulver	3,8	Tomatensaft	-2,8
Grapefruitsaft	-2,6	Traubensaft	-2,8
Kaffee	-1,4	Weißwein	-1,7
Kakao (aus entrahmter Milch (3,5%))	-0,4	Zitronensaft	-2,2

Brot

Früchtebrot	-3,3	Sojabrot	-5,6
Pumpernickel	3,5	Weizenbrot (Vollkorn)	5,2
Roggenbrötchen	5,0	Weizenmischbrot	3,8
Roggenknäckebrot	1,9	Weißbrot	3,8
Roggenmischbrot	2,5	Zwieback	4,7

Getreide und Mehl

Amaranth (roh)	6,5	**Reis (geschält)**	3,8
Buchweizenmehl	-1,8	**Reis (geschält und gekocht)**	3,0
Cornflakes	2,6	**Reis (ungeschält)**	12,5
Dinkel (Vollkornmehl)	5,3	**Roggenmehl (Typ 650)**	3,5
Gerste (ganzes Korn)	5,6	**Roggenvollkorn-mehl**	5,9
Haferflocken (Vollkorn)	9,0	**Weizenmehl (Typ 405)**	5,0
Hirse (ganzes Korn)	2,5	**Weizenvollkorn-mehl**	8,2

Teigwaren

Eiernudeln	6,4	**Spätzle**	6,9
Schupfnudeln (roh)	-2,4	**Spaghetti (Vollkorn)**	8,5

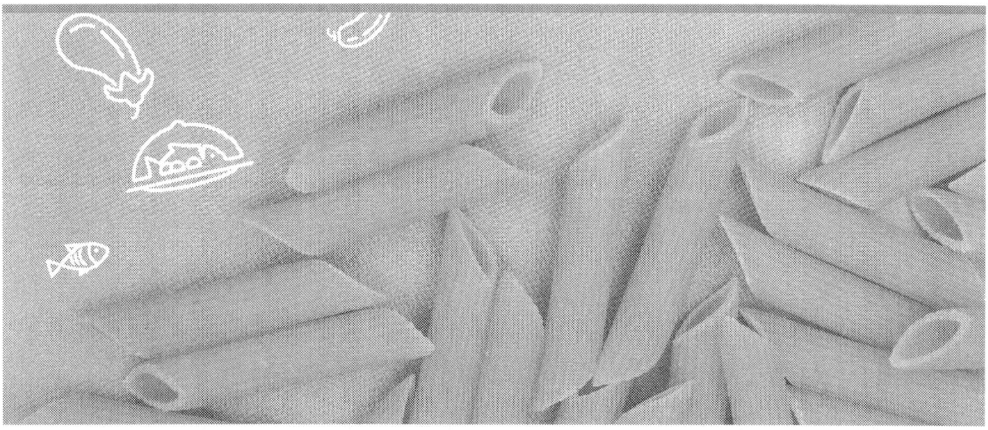

Eier- & Milchprodukte

Butterkäse	18,1	**Kefir**	0,3
Buttermilch	-0,01	**Kondensmilch**	0,05
Camembert	12,3	**Kuhmilch 1,5%**	0,4
Cheddar (50% Fett i. Tr.)	17,8	**Molke**	-1,9
Edamer	18,5	**Naturjoghurt aus Vollmilch**	0,05
Eigelb	23,5	**Parmesan**	27,2
Eiweiß	2,4	**Quark**	8,9
Emmentaler (45% Fett i. Tr.)	21,5	**Sahne (frisch, sauer)**	0,2
Frischkäse	0,9	**Schmelzkäse**	27,8
Fruchtjoghurt aus Vollmilch	1,2	**Vollmilch**	0,04
Gouda	18,8	**Weichkäse**	15,7
Hartkäse	23,2	**Hühnerei**	10,0

Wurst & Fleisch

Bierschinken	7,5	**Leber (Rind)**	16,6
Cervelat Wurst	8,4	**Leberwurst**	9,1
Corned Beef, in Dosen	11,2	**Lyoner**	4,0
Ente	10,5	**Rindfleisch (mager)**	10,4
Fleischkäse	7,4	**Rindersteak (roh)**	8,6
Fleischwurst	7,0	**Salami**	8,8
Frankfurter	6,7	**Schaffleisch**	15,7
Frühstücksfleisch (aus der Dose)	10,2	**Schinkenroulade**	7,9

Wurst & Fleisch

Gans (Muskelfleisch)	5,9	Schweinefleisch (mager)	8,7
Hühnerfleisch	8,7	Truthahnfleisch	11,1
Jagdwurst	7,2	Wienerwürstchen (erwärmt)	8,6
Kalbfleisch	9,0	Wildkaninchen	10,2
Lammfleisch (mager)	10,5	Wildschweinfleisch	7,6

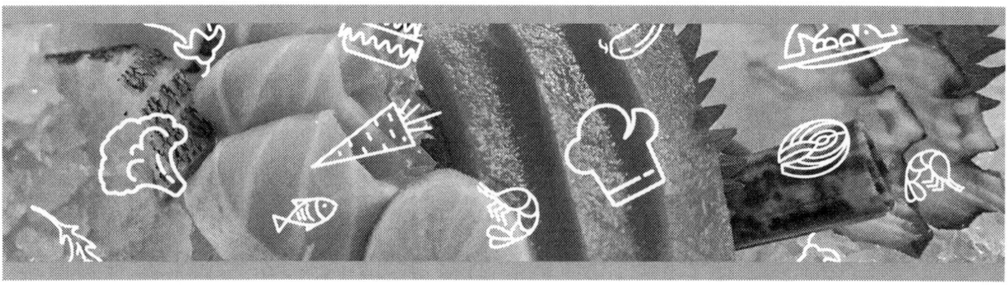

Meeresfrüchte & Fisch

Aal (geräuchert)	10,34	Miesmuscheln	15,3
Forelle (gedämpft)	9,5	Rotbarsch	9,1
Garnele	18,2	Sardinen (in Öl)	13,5
Heilbutt	9,4	Schellfisch	7,9
Hering	9,2	Seezunge	8,5
Kabeljau	7,6	Shrimps	7,6
Karpfen	8,7	Zander	7,3
Krabben	8,9	Lachs	10,0

Gemüse

Blumenkohl	-4,4	**Pfifferling**	-7,4
Broccoli	-4,6	**Radieschen**	-4,5
Chicorée	-3,2	**Rosenkohl**	-4,6
Eisbergsalat	-2,6	**Rucola**	-7,5
Essiggurken	-1,5	**Sauerkraut**	-4,7
Feldsalat	-6,6	**Sellerie**	-6,0
Fenchel	-9,8	**Sojabohnen**	-9,0
Grünkohl	-7,9	**Sojamilch**	-0,6
Gurken	-2,3	**Spargel**	-2,4
Karotten, junge	-5,2	**Spinat**	-12,1
Kartoffeln	-6,1	**Tofu**	-0,3
Knoblauch	-3,4	**Tomaten**	-4,2
Kohlrabi	-6,8	**Zucchini**	-3,9
Kopfsalat	-5,5	**Zwiebeln**	-1,7
Lauch	-3,9	**Paprikaschoten (rot)**	-7,8

Hülsenfrüchte

Bohnen (grün)	-3,9	**Linsen**	4,8
Chinabohnen	-11,6	**Sojabohnen (aus der Dose)**	4,0
Erbsen	1,7	**Sojabohnen (gegart)**	-0,8
Kidney-Bohnen (aus der Dose)	-1,9	**Stangenbohnen**	-3,9

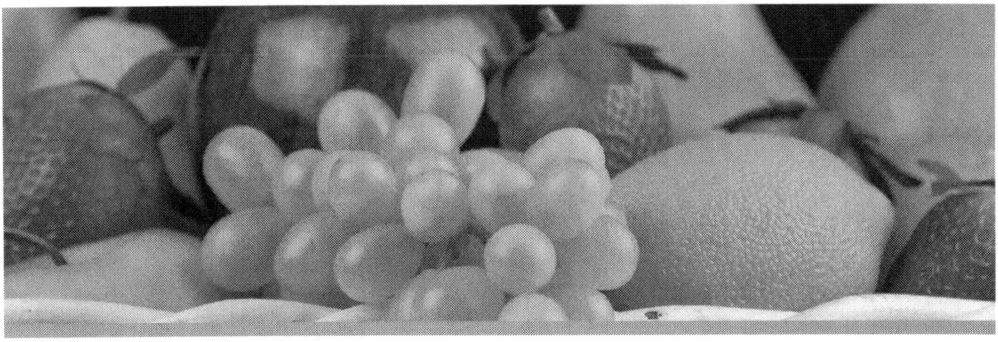

Obst

Ananas	-3,5	Äpfel	-2,4
Aprikose	-5,2	Mango	-3,4
Banane	-7,5	Orange	-3,2
Birne	-2,2	Pfirsich	-2,8
Erdbeere	-2,5	Rosinen	-11,9
Feige (getrocknet)	-20,2	Schwarze Johannisbeeren	-6,1
Grapefruit	-3,1	Wassermelone	-2,8
Kirsche	-3,7	Weintraube	-3,4
Kiwi	-5,5	Zitrone	-3,0

Nüsse

Aal (geräuchert)	10,34	Miesmuscheln	15,3
Forelle (gedämpft)	9,5	Rotbarsch	9,1

Essig & Kräuter

Apfelessig	-2,2	**Petersilie**	-15,5
Basilikum	-7,0	**Schnittlauch**	-6,5
Koriander	-23,0	**Thymian**	-5,8

Fette & Öle

Butter	0,5	**Olivenöl**	0,02
Margarine	-0,2	**Sonnenblumenöl**	-0,02

Süßes

Bitterschokolade	-11,5	**Nusskuchen**	3,5
Butterkeks	4,3	**Nussnugatcreme**	-1,9
Eis (Milcheis)	2,3	**Rohrzucker braun**	-2,1
Honig	-0,4	**Sandkuchen**	3,4
Marmelade	-0,9	**Zucker (weiß)**	-0,06

Wie Sie sehen, wirken neben tierischen Produkten auch Mehl und Getreide sehr säurebildend. Zum Ausgleich sind daher immer viele pflanzliche Zutaten erforderlich. Gewürze wirken sehr basenbildend und sind daher eine tolle Methode, das Essen zum einen würzig zu gestalten, zum anderen um den Säure-Basen-Haushalt in Balance zu halten.

Grundsätzlich gilt, dass rotes Fleisch, wie zum Beispiel Fleisch vom Schwein oder Rind, beziehungsweise fettige Wurstwaren, als schlechte Säurebildner bezeichnet werden. Dies heißt allerdings nicht, dass Sie nie wieder Salami oder ein leckeres Steak essen dürfen. Vielmehr ist damit

gemeint, dass Sie von diesen Lebensmitteln nicht zu viel essen sollten und die entsprechende Mahlzeit bestenfalls immer mit ausreichend basenbildenden Lebensmitteln gestalten.
Eine Unterscheidung, welche aus den PRAL-Werten nicht erst sichtlich ist, ist die Differenzierung zwischen den guten säurebildenden Lebensmitteln und den schlechten säurebildenden Lebensmitteln.
Aus der nachfolgenden Tabelle können Sie einige Beispiele entnehmen. Aber auch da gilt nicht, dass Sie nie wieder schlechte Säurebildner verzehren dürfen, sondern diese lediglich im Maße sein sollten. Perfekt wäre zwar eine Ernährung aus 80 % basischen Lebensmitteln und 20 % guten säurebildenden Lebensmitteln, allerdings müssten Sie dafür auf einiges, wie zum Beispiel ein leckeres Steak, verzichten. Seien Sie daher nicht zu streng mit sich selbst, denn Sie tun Ihrem Körper bereits etwas Gutes, wenn Sie sich an die allgemeine 80 % zu 20 % Regel halten.

Gute & schlechte Säurebilder

Hirse, Buchweizen, Quinoa, Amaranth	Schinken, Wurst, Innereien
Getreide aus frisch geschrotetem Korn, wie Hafer, Dinkel oder Roggen	Fertiggerichte
Leinsamen, Sesam, Kürbiskerne, Hanf, Mohn	Garnelen, Lachs, Hering
Linsen, Sojabohnen, Bohnen, Erbsen, Kichererbsen	Getreideprodukte aus Weißmehl, Nudeln, Cerealien
Rohkakaopulver und Kakao	Softdrinks, Alkohol, Koffein, Limonaden
Honig	Zigaretten
Rohmilch	Eier

Der Unterschied zwischen Dinkel und Weißmehl besteht beispielsweise darin, dass in Dinkel mehr Vitamine, Mineralstoffe und hochwertiges Eisen enthalten sind. Es liefert also zum einen mehr Nährstoffe, zum anderen ist es für den Körper durch diese Zusammensetzung leichter verdaulich.

Übersäuerung

Eine Übersäuerung kann entweder entstehen, wenn nicht genug Basen zum Ausgleich vorhanden sind oder wenn der Körper einfach nicht mit dem Entsäuern hinterherkommt. Die Säuren werden dann im Bindegewebe abgelagert und der pH-Wert des Blutes fällt. Im Normalfall liegt der pH-Wert im Blut zwischen 7,37 und 7,43. Wenn der pH-Wert des Blutes unter 7,15 fällt, liegt eine sogenannte Acidose vor, welche lebensbedrohlich ist und dringend medizinisch behandelt werden muss. Umgangssprachlich wird dieser Zustand auch als chronische Übersäuerung bezeichnet. Der Zustand der Übersäuerung macht sich nicht umgehend bemerkbar und kann beispielsweise durch eine Kontrolle des Blutes festgestellt werden.

Zu Hause lässt sich der pH-Wert anhand eines Messtreifens aus der Apotheke bestimmen. Die Messung erfolgt dabei über den Urin. Da der Urin im Tagesverlauf schwankt, ist es wichtig, mehrere Messungen an einem Tag durchzuführen, um ein genaues Ergebnis zu erzielen. Empfehlenswert sind etwa sechs Messungen am Tag. Morgens liegt der Urin beispielsweise im sauren Bereich und nach einer gesunden Mahlzeit im basischen Bereich. Der pH-Wert schwankt somit im Verlauf des Tages von 5,0 bis 8,0. Notieren Sie daher alle Ihre Werte, nachdem Sie die Messung über den Urin vorgenommen haben. Schauen Sie dann, ob es starke Abweichungen zu der genannten pH-Wert-Spanne gibt. Alles, was sich unter einem pH-Wert von 7 befindet, ist im sauren Bereich. Liegt der pH-Wert über 7, befindet er sich im basischen Bereich. Da es aber wie bereits erwähnt im Tagesverlauf Schwankungen gibt, sollten Sie sich bei kleinen Abweichungen keine Gedanken machen. Sollte Ihr Urin aber einen pH-Wert von unter 5,0 aufweisen, sollten Sie dringend mehr basische Lebensmittel zu sich nehmen.

Wie erkenne ich, dass mein Körper übersäuert ist?

Im Körper lagern sich mit zunehmendem Alter immer mehr Giftstoffe beziehungsweise Stoffe ab, welche durch den Körper nicht abgebaut werden können. Die nicht abbaubaren Stoffe entstehen hauptsächlich durch schlechte Ernährung, wie zum Beispiel bei einer Ernährung mit viel Fast Food, Einnahme von viel Zucker, Ernährung von zu vielen tierischen Produkten oder durch den Konsum von Alkohol oder Nikotin. Viele der genannten Ursachen gehören heute bei vielen Menschen zum Alltag, wodurch immer mehr Personen an einer Übersäuerung und den daraus folgenden, gesundheitlichen Schäden leiden.

Wer an Magen-Darm-Beschwerden leidet, erhält dann häufig Tabletten gegen die Symptome. Die tatsächliche Ursache wird damit allerdings nicht behoben. Im Gegenteil sogar, denn Tabletten haben häufig Nebenwirkungen, welche nach regelmäßiger Einnahme zu weiteren Krankheiten führen können. Eine Entsäuerung, welche auch eine Entgiftung beinhaltet, behandelt dagegen die direkte Ursache der Probleme und verursacht keine weiteren Nebenwirkungen.

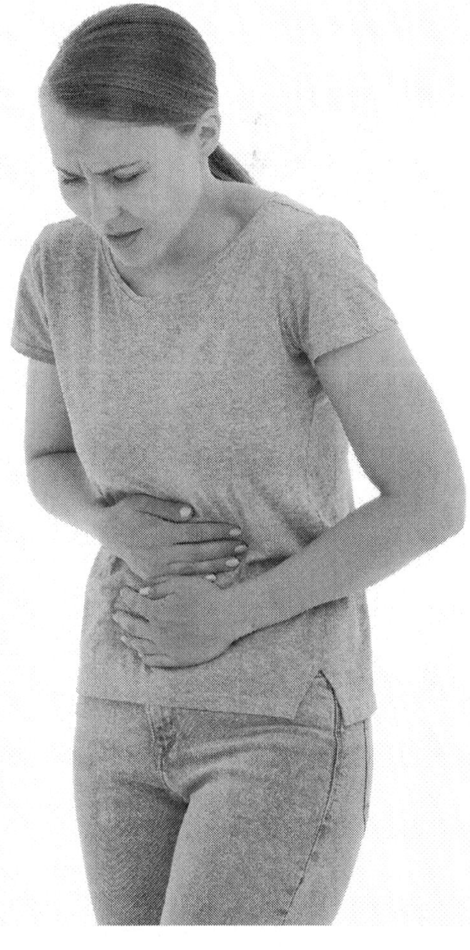

Weiterhin wird bei einer vorliegenden Übersäuerung das Zwischenzellgewebe in Mitleidenschaft gezogen. Dieses Gewebe wird nämlich als Lagerstätte für die Giftstoffe und Säuren genutzt. Dadurch verstopfen die Zellen und ein Abtransport der Abfälle ist nicht mehr gewährleistet. Die Zellen lagern die Abfälle dann in ihrem Inneren und die Zellen selbst beginnen zu Übersäuern. Wenn das Zwischenzellgewebe übersäuert ist, entsteht ein Mangel an Nährstoffen und Mikronährstoffen. Dies kann beispielsweise zu Cellulite führen.

Auswirkungen der Übersäuerung

Wenn der Zustand der Übersäuerung für lange Zeit vorliegt, kann dies das Bindegewebe und Organtätigkeiten negativ beeinflussen. Dies kann dazu führen, dass Sie sich schlapp und ausgelaugt fühlen, häufig unter Kopfschmerzen oder Migräne leiden, oft schlecht schlafen, unter Magen-Darm-Problemen leiden, Muskelverspannungen haben oder Sie sich mit Cellulite oder Schuppen herumärgern. Diese Symptome müssen nicht an einer Übersäuerung liegen, sind aber auf jeden Fall mögliche Indikatoren für diese.

Das Positive ist, dass Sie Ihren Säure-Basen-Haushalt durch eine Ernährungsumstellung wieder ins Gleichgewicht bringen können. Dies gilt aber nur, wenn bei Ihnen keine Acidose diagnostiziert wurde. Dann ist zwingend ein Besuch bei einem Arzt erforderlich.

Wie entsteht eine Übersäuerung?

Es gibt viele Auslöser, welche eine Übersäuerung begünstigen. Zum einen ist es die Aufnahme von zu vielen säurehaltigen Lebensmitteln, zum anderen begünstigen auch folgende Aspekte diesen Zustand:

ACHTUNG!

- Softgetränke,
- Nikotin,
- Kaffee,
- Alkohol,
- Fertigprodukte beziehungsweise Fast Food,
- synthetische Zusatzstoffe wie zu Beispiel Farbstoffe oder Geschmacksverstärker,
- Stress,
- Angst, Sorgen oder Ärger,
- zu viel Sport,
- Aufnahme von zu vielen Kohlenhydraten und Zucker.

Die genannten Lebensmittel beziehungsweise Angewohnheiten sollten daher vermieden werden, um eine Übersäuerung zu verhindern.

Was Sie tun können, um eine Übersäuerung zu vermeiden

Um einer Übersäuerung von Anfang an vorzubeugen, gibt es einige einfache Regeln, welche Sie einhalten sollten:

TO DO!

- auf Alkohol und Nikotin verzichten,
- viel Wasser oder ungesüßte Tees trinken (mindestens 2 Liter am Tag),
- moderates Sportprogramm durchführen,
- Ruhe und Gelassenheit durch Mediation oder/und Yoga in den Alltag bringen,
- ausreichend Calcium und Magnesium zu sich nehmen,
- regelmäßige Saunabesuche und Dampfbäder durchführen,
- ausreichend Schlafen (etwa sieben bis acht Stunden am Tag).

Wenn die genannten Regeln eingehalten werden, ist eine Übersäuerung des Körpers nahezu ausgeschlossen und Sie werden merken, dass Sie sich fit und energiegeladen fühlen.

Entsäuerung

Bei einer Entsäuerung muss als Erstes die Zufuhr von übermäßig viel Säure gestoppt und das Ausscheiden von Säure angekurbelt werden. Vorzugsweise sollten bei einer Entsäuerung hauptsächlich basische Lebensmittel eingenommen und auf die bereits genannten Auslöser einer Übersäuerung, wie zum Beispiel wenig Schlaf oder Nikotin, verzichtet werden. Sie sollten täglich viel Gemüse sowie Obst verzehren und ausreichend Flüssigkeit zu sich nehmen.
Wie lange die Entsäuerung bei Ihnen dauert, kann nicht pauschal beantwortet werden. Die Dauer ist abhängig von der Menge der im Körper befindlichen Säuren und Giftstoffe. In der Drogerie, der Apotheke oder auch im Internet werden sehr viele Nahrungsergänzungsmittel angeboten,

welche den Säure-Basen-Haushalt regulieren sollen. Die Einnahme solcher Produkte ist verlockend, um den Körper zu unterstützen, bei einer basenreichen Ernährung sind solche Ergänzungsmittel allerdings nicht erforderlich.

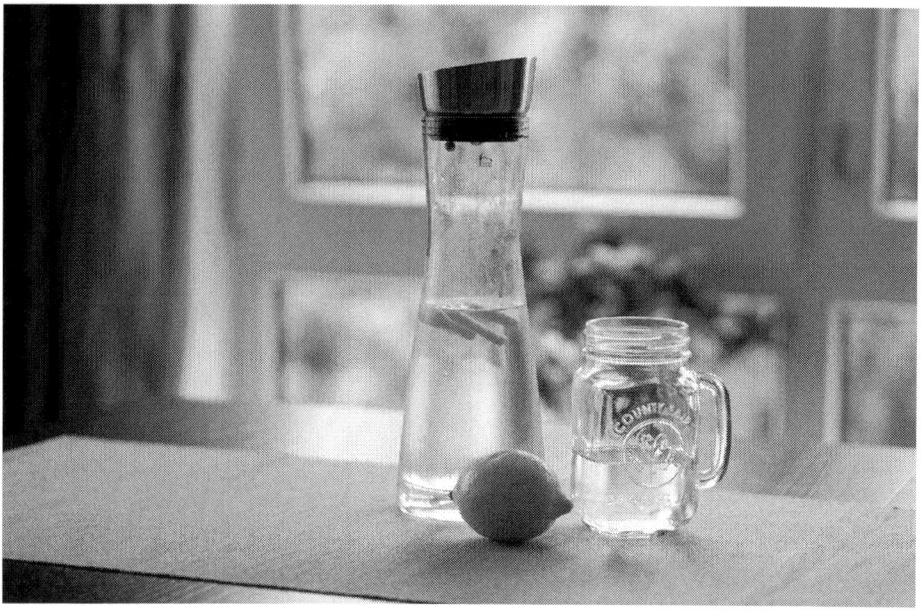

Hausmittel gegen die Übersäuerung

Perfekt zum Entsäuern eignet sich ein Glas Wasser, welches mit dem Zitronensaft einer halben Zitrone aufgepimpt wird. Die Zitrone beinhaltet viel basisches Kalium sowie Magnesium und entsäuert somit den Körper. Weiterhin kurbelt die Zitrone die eigene Basenbildung an. Als positiver Nebeneffekt kann Zitrone sogar beim Abnehmen helfen.

Ein weiteres großartiges Hausmittel ist Apfelessig. Dieser beinhaltet ebenfalls ausreichend Mineralien, Vitamine und Spurenelemente, wodurch er sich perfekt zum Entsäuern eignet. Um den Geschmack zu verbessern, können zwei Teelöffel Apfelessig mit Wasser verdünnt werden. Auch Natron eignet sich sehr gut gegen eine vorliegende Übersäuerung. Dafür einen halben bis einen Teelöffel Natron mit 250 Milliliter Wasser mischen, gut verrühren und anschließend trinken.
Eine umfassende Entsäuerung wird am besten mit dem sogenannten Basenfasten erreicht.

Basenfasten

Beim Basenfasten ernähren Sie sich nur von rein basischen Lebensmitteln. Die Dauer des Fastens können Sie grundsätzlich selbst bestimmen, empfehlenswert ist allerdings ein Zeitraum von etwa ein bis zwei Wochen.

Beim Basenfasten kann sich der Körper regenerieren und Entgiften. Es sollen die bereits beschriebenen Symptome wie starke Müdigkeit, Kopfschmerzen, Magen-Darm-Beschwerden oder auch Hautprobleme gelindert werden. Da nicht nur die Ernährung eine Rolle bei der Säure-Basen-Balance spielt, sollten Sie Ihre Fastenzeit in eine möglichst stressfreie Zeit gelegt werden. Stress und Hektik wirken sich negativ auf den Haushalt aus und sollte daher vermieden werden. Gönnen Sie sich in Ihrer Fastenzeit ausreichend Ruhe und auch den einen oder anderen Saunabesuch sowie Basenbäder, Meditationsübungen und leichte sportliche Aktivitäten. Trinken Sie während des Basenfastens unbedingt zwei bis drei Liter am Tag. Am besten geeignet sind ungesüßte Kräutertees oder auch stilles Wasser. Ausreichend Flüssigkeitszufuhr unterstützt den Körper beim Entsäuern.

Sie brauchen keine Angst zu haben, dass Sie während des Fastens hungern müssen. Im Gegensatz zu anderen Fastenarten können Sie sich beim Basenfasten richtig satt essen. Dies gilt aber natürlich nur für rein basische Lebensmittel!

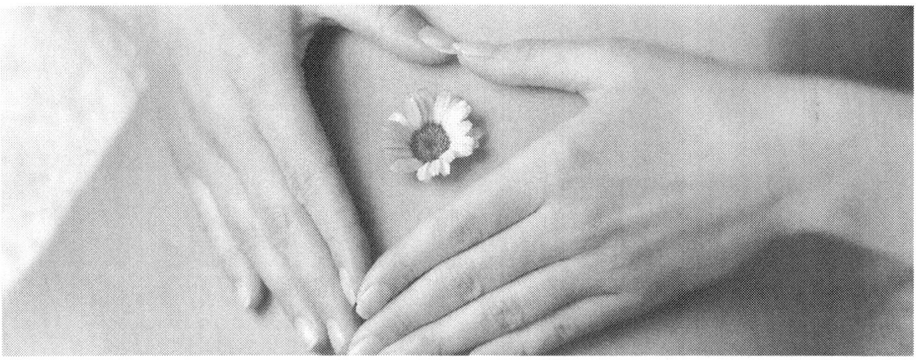

Damit Ihnen der Einstieg in das Basenfasten erleichtert wird, wird Ihnen im nachfolgenden Plan ein Beispiel für eine 7-Tage-Kur aufgezeigt.

Nach der Entsäuerung sollten Sie zu einer überwiegend basischen Ernährung, also 80 % basische Lebensmittel und 20 % säurebildende Lebensmittel, übergehen.

7-Tage-Kur mit basischen Rezepten

Der Plan ist lediglich ein Beispiel, wie Sie Ihre 7-Tage-Kur gestalten können. Sie können die Rezepte gegen andere basische Rezepte beziehungsweise einzelne Bestandteile gegen andere basische Zutaten tauschen, falls Ihnen nicht alle Zutaten im Rezept zusagen.

Zu beachten ist allerdings, dass nach 14 Uhr keine Rohkost mehr verzehrt werden sollte und Sie nach etwa 19 Uhr nichts mehr essen sollten. Dies ist wichtig, damit der Körper zur Ruhe kommt und alles optimal verarbeiten kann. Weiterhin sollte der Obstanteil während der Basen-Kur täglich maximal 30 % betragen. Eine größere Menge an Obst kann unter Umständen zu Magenbeschwerden führen. Die frischen Lebensmittel sollten aus ökologischem Anbau sein. Außerdem sollten Sie hochwertige und kalt gepresste Öle verwenden. Beim Braten sind dagegen Öle zu verwenden, welche einen hohen Rauchpunkt haben, da sich sonst schädliche Stoffe bilden können. Geeignet sind beispielsweise Kokosfett oder auch Rapsöl.

Alle Rezepte im nachfolgenden 7-Tage-Plan sind für eine Person ausgelegt.

Montag

Frühstück

Basisches Müsli

PRAL-Wert pro Portion: -5,2
Zeitaufwand: 10 Minuten
Schwierigkeitsgrad: leicht
Nährwerte:
446 kcal
21 g Kohlenhydrate
30 g Fett
17 g Eiweiß

Zutaten:

½ Apfel
½ Banane
1 TL Erdmandelflocken
½ EL Mandelblättchen
¼ Zitrone

Zubereitung:

1. Banane schälen und Apfel gründlich waschen sowie entkernen.
2. Banane mit einer Gabel zerdrücken, Apfel reiben und in eine Schale geben.
3. Mandelblättchen und Erdmandelflocken zu dem Obst geben und gründlich verrühren.
4. Zitrone auspressen und den Saft gleichmäßig in der Schüssel verteilen.

Snack bei Bedarf

Gemüsesticks mit Avocado-Dip

PRAL-Wert pro Portion: -22,6
Zeitaufwand: 10 Minuten
Schwierigkeitsgrad: leicht
Nährwerte:
292 kcal
10 g Kohlenhydrate
24 g Fett
4 g Eiweiß

Zutaten:

100 g Avocado
1 TL Zitronensaft
200 g Möhren

Zubereitung:

1. Avocado entkernen und anschließend mit Zitronensaft in einen Mixer geben und pürieren.
2. Möhren waschen und längs vierteln.
3. Möhrensticks mit Avocadocreme dippen und genießen.

Montag

Mittagessen

Feldsalat mit Champignons

Zutaten:

100 g Champignons
1 rote Zwiebel
150 g Feldsalat
½ Zitrone
2 EL Olivenöl
1 Prise Salz
1 TL Petersilie
1 Prise Pfeffer (schwarz)
½ Lauchzwiebel
1 EL Schnittlauch

PRAL-Wert pro Portion: -17,0
Zeitaufwand: 15 Minuten
Schwierigkeitsgrad: leicht
Nährwerte:
360 kcal
13 g Kohlenhydrate
29 g Fett
8 g Eiweiß

Zubereitung:

1. Salat und Champignons waschen, in mundgerechte Stücke zupfen beziehungsweise schneiden und auf einen Teller geben.
2.Schale der Zwiebel entfernen, die Zwiebel anschließend in feine Stückchen hacken und zu dem Salat geben.
3. Petersilie plus Lauchzwiebel waschen und beides in feine Stücke hacken.
4. Lauchzwiebel, Petersilie, Olivenöl, Pfeffer und Salz in ein kleines Gefäß geben.
5. Zitrone über dem eben gefüllten Gefäß auspressen.
6. Alle Zutaten gut verrühren und das Dressing über dem Salat verteilen.

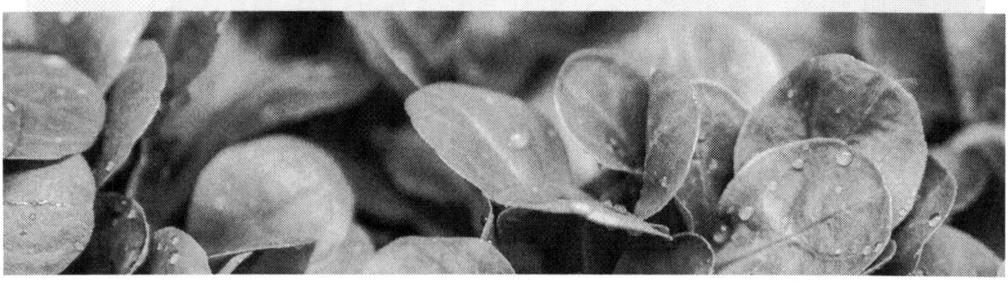

Montag

Snack bei Bedarf

Gemüsesaft mit Leinöl

Zutaten:
1 TL Leinöl
250 ml Gemüsesaft
(z.B. Möhrensaft)

Zubereitung:
1. Leinöl in den Gemüsesaft geben und gut verrühren.

PRAL-Wert pro Portion: -12,0
Zeitaufwand: 6 Minuten
Schwierigkeitsgrad: leicht
Nährwerte:
107 kcal
17 g Kohlenhydrate
4 g Fett
2 g Eiweiß

Abendessen

Süßkartoffelpfanne

Zutaten:
100 g Paprika
310 g Süßkartoffel
1 Knoblauchzehe
1 Prise Pfeffer (schwarz)
25 g Lauch
20 g frische Petersilie
1 ¼ EL Olivenöl
½ TL Salz
½ TL Kräuter der Provence

PRAL-Wert pro Portion: -25,7
Zeitaufwand: 25 Minuten
Schwierigkeitsgrad: leicht
Nährwerte:
513 kcal
83 g Kohlenhydrate
16 g Fett
8 g Eiweiß

Zubereitung:
1. Etwas Salz mit Wasser in einen Topf geben und zum Kochen bringen.
2. Süßkartoffeln mit Schale für etwa 10 Minuten in dem Topf garen und anschließend abschrecken.
3. Süßkartoffel in kleine Stücke schneiden.
4. Paprika waschen, Kerne entfernen und in schmale Streifen teilen.

Abendessen

Süßkartoffelpfanne

5.Lauch putzen und in zarte Ringe schnippeln.
6. Petersilie putzen, abtrocknen und in zarte Stücke hacken.
7. Öl in eine Pfanne gießen und bei mäßiger Stufe erwärmen.
8. Süßkartoffeln für etwa 5 Minuten in der Pfanne anbraten.
9. Nach dieser Zeit die Lauchzwiebeln und die Paprika untermischen.
10. Knoblauch schälen, in die Pfanne pressen und alles gut verrühren.
11. Eine Prise Salz, Petersilie, eine Prise Pfeffer und Kräuter der Provence der Pfanne beifügen und nochmals alles vermischen. Anschließend servieren.

Dienstag

Frühstück

Johannisbeeren-Smoothie

Zutaten:
150 g Johannisbeeren
30 g Spinat
1 Banane
2 EL Erdmandelflocken
250 ml Wasser

PRAL-Wert pro Portion: 20,2
Zeitaufwand: 10 Minuten
Schwierigkeitsgrad: leicht
Nährwerte:
259 kcal
42 g Kohlenhydrate
4 g Fett
5 g Eiweiß

Zubereitung:
1. Beeren waschen und Banane schälen.
2. Die fünf Zutaten in einen Standmixer füllen und pürieren, bis eine cremige Flüssigkeit entstanden ist.

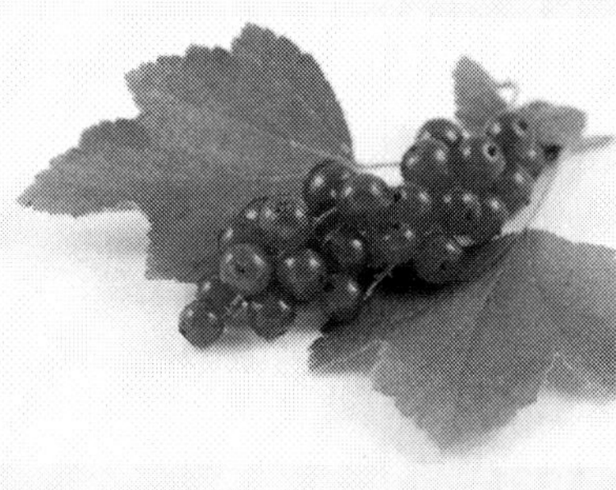

Dienstag

Snack bei Bedarf

1 Birne

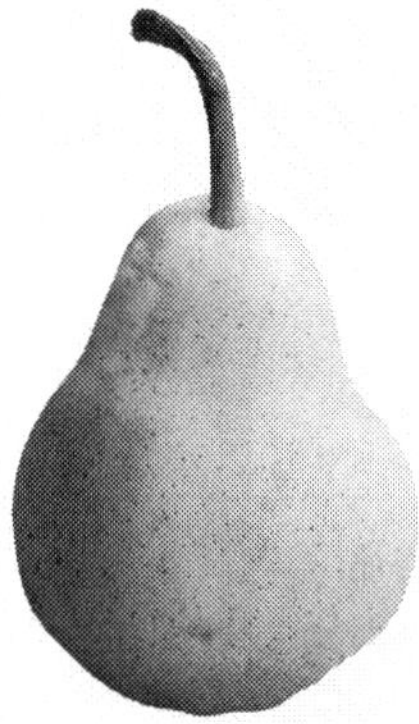

PRAL-Wert pro Portion: -2,0
Nährwerte:
76 kcal
16 g Kohlenhydrate
0 g Fett
1 g Eiweiß

Mittagessen

Spinatsalat mit Tomate und Nüssen

Zutaten:
300 g Spinatblätter
1 Tomate
2 EL gehackte Walnüsse
1 EL Zitronensaft
2 EL Olivenöl
½ TL Kräutersalz

PRAL-Wert pro Portion: -37,6
Zeitaufwand: 10 Minuten
Schwierigkeitsgrad: leicht
Nährwerte:
538 kcal
18 g Kohlenhydrate
45 g Fett
12 g Eiweiß

Zubereitung:
1. Spinatblätter waschen, bei Bedarf kleiner hacken und in eine Schüssel geben.
2. Tomate waschen, in Würfel schneiden und zu dem Spinat mischen.
3. Zitronensaft, Öl und Kräutersalz in ein kleines Gefäß geben und alles gut verrühren.
4. Eben angerührtes Dressing mit dem Salat vermischen.
5. Salat mit Dressing auf Teller anrichten und mit den Walnüssen garnieren.

Dienstag

Snack bei Bedarf

5 getrocknete Aprikosen

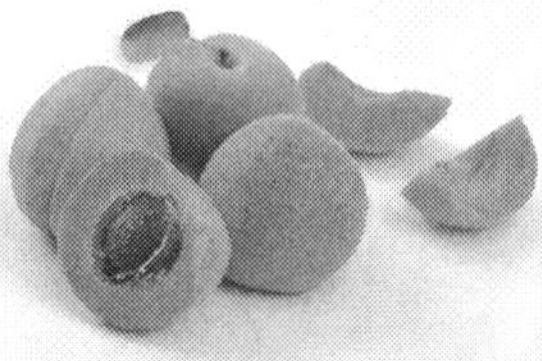

PRAL-Wert pro Portion: -4,8
Nährwerte:
24 kcal
5 g Kohlenhydrate
0 g Fett
1 g Eiweiß

Abendessen

Spinat-Curry mit Kartoffeln

Zutaten:

200 g Kartoffeln
250 g Spinat (frisch)
1 kleine Zwiebel
1 Knoblauchzehen
1 TL Currypulver
50 ml Gemüsebrühe
½ TL Öl zum Braten
¼ TL Kräutersalz
¼ TL Pfeffer (schwarz)

PRAL-Wert pro Portion: -43,2
Zeitaufwand: 30 Minuten
Schwierigkeitsgrad: leicht
Nährwerte:
469 kcal
61 g Kohlenhydrate
12 g Fett
22 g Eiweiß

Zubereitung:

1. Wenig Salz mit Wasser in einen Topf füllen und zum Kochen bringen. Anschließend Kartoffeln beifügen und kochen, bis sie durch sind.
2. Spinat waschen und abtropfen lassen und bei Bedarf klein hacken.
3. Zwiebel sowie Knoblauch von der Schale befreien und beides in zarte Stücke hacken.
4. Öl in einen zweiten Topf gießen und die Zwiebeln darin glasig andünsten.

Abendessen

Spinat-Curry mit Kartoffeln

5. Spinat sowie Knoblauch dem Topf beifügen und auch kurz andünsten.
6. Den Topfinhalt anschließend mit der Gemüsebrühe ablöschen und eine Prise Salz, den Pfeffer und das Currypulver dazugeben. Inhalt für 10 Minuten garen lassen.
7. In der Zwischenzeit die Kartoffeln vom Herd nehmen, abschrecken und von der Schale befreien.
8. Kartoffeln zusammen mit dem Spinat auf dem Teller anrichten.

Mittwoch

Frühstück

Heidelbeer-Bowl

Zutaten:

½ Apfel
½ Birne
50 g Blaubeeren
1 Banane
2 EL Kokos-Chips
1 EL Chiasamen
2 EL Leinöl
½ Zitrone

PRAL-Wert pro Portion: -11,4
Zeitaufwand: 12 Minuten
Schwierigkeitsgrad: leicht
Nährwerte:
373 kcal
44 g Kohlenhydrate
18 g Fett
4 g Eiweiß

Zubereitung:

1. Apfel plus Birne waschen, von Kernen und Gehäuse befreien und in etwa 1 Zentimeter kleine Würfel schneiden.
2. Blaubeeren waschen.
3. Schale von der Banane entfernen und Banane in dünne Scheiben schnippeln.
4. Obst auf einem Teller verteilen.
5. Zitrone nach Bedarf über dem Obst auspressen.
6. Kokos-Chips und Chiasamen gleichmäßig über dem Obst verteilen.
7. Abschließend Leinöl gleichmäßig auf dem Teller verteilen.

Mittwoch

Snack bei Bedarf

Apfel mit Mandelmus

Zutaten:

1 Apfel

1 EL Mandelmus

PRAL-Wert pro Portion: -3,3
Zeitaufwand: 4 Minuten
Schwierigkeitsgrad: leicht
Nährwerte:
79 kcal
16 g Kohlenhydrate
1 g Fett
1 g Eiweiß

Zubereitung:

1. Apfel mit Wasser abwaschen, von den Kernen befreien und den Apfel vierteln.
2. Die Apfelstücke dünn mit Mandelmus bestreichen und genießen.

Mittagessen

Erdbeer-Rucola-Salat

Zutaten:

100 g Erdbeeren

1 Prise Salz

¼ TL Pfefferbeere

3 Blätter Basilikum

½ EL Balsamico

1 Prise Pfeffer (schwarz)

30 g Rucola

1 EL Orangensaft

½ EL Traubenkernöl

PRAL-Wert pro Portion: -4,8
Zeitaufwand: 20 Minuten
Schwierigkeitsgrad: leicht
Nährwerte:
135 kcal
17 g Kohlenhydrate
6 g Fett
3 g Eiweiß

Zubereitung:

1. Erdbeeren waschen, vom Stiel befreien und quer in Scheiben schneiden.
2. Rucola und Basilikum waschen.
3. Erdbeeren, Basilikum und Rucola auf einem Teller verteilen.
4. Pfeffer, Orangensaft, Salz, Balsamico und Traubenkernöl miteinander verrühren und auf den Salat gießen.
5. Pfefferbeeren auf dem Salat verstreuen

Mittwoch

Snack bei Bedarf

20 g Haselnüsse

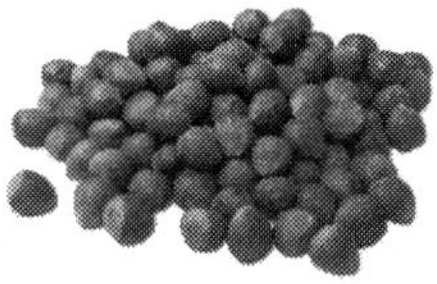

PRAL-Wert pro Portion: -0,6
Nährwerte:
129 kcal
1 g Kohlenhydrate
12 g Fett
3 g Eiweiß

Abendessen

Gemüserisotto

Zutaten:
50 g Zucchini
25 g Erbsen (Tiefkühlschrank)
1 Knoblauchzehe
25 g Lauch
½ EL Petersilie (frisch)
60 g braunen Reis
½ l Gemüsebrühe
½ EL Olivenöl
½ TL Salz
½ TL Pfeffer (schwarz)
100 g Brokkoli

PRAL-Wert pro Portion: -3,3
Zeitaufwand:
55 Minuten,
davon 15 Min. Arbeitszeit und 40 Min. Wartezeit
Schwierigkeitsgrad:
leicht
Nährwerte:
218 kcal
26 g Kohlenhydrate
8 g Fett
8 g Eiweiß

Zubereitung:
1. Lauch abwaschen und in zarte Scheiben schnippeln.
2. Schale vom Knoblauch entfernen und Knoblauch in zarte Stücke hacken.
3. Pfanne mit Öl erwärmen und Lauch plus Knoblauch anbraten.
4. Zucchini putzen, in mundgerechte Würfel schneiden und anschließend mit in die Pfanne geben. Etwa fünf Minuten garen lassen.
5. Pfanneninhalt mit Gemüsebrühe ablöschen und den Reis beifügen. Alles kurz aufkochen lassen.

Abendessen

Gemüserisotto

6. Ofen bei 200 Grad Unter- und Oberhitze vorwärmen.
7. Inhalt der Pfanne in eine feuerfeste Form gießen und für 35 Minuten in den Ofen schieben.
8. Brokkoli in seine Röschen zerkleinern.
9. Petersilie mit Wasser abspülen und in zarte Stücke zerteilen.
10. Auflaufform nach 35 Minuten kurz aus dem Ofen nehmen und Brokkoli sowie Erbsen und Petersilie dazu geben.
11. Zutaten gut miteinander verrühren und für weitere sieben Minuten in den Ofen schieben.
12. Form aus Backofen herausnehmen, zum Abkühlen kurz beiseitestellen und dann gleichmäßig auf zwei Teller verteilen.

Donnerstag

Frühstück

Fruchtiges Müsli

Zutaten:

100 g Himbeeren
1 Scheibe Ananas
½ Banane
1 Aprikose
10 g gehackte Mandeln
1 EL Zitronensaft
1 EL Erdmandelflocken
1 EL Leinöl

PRAL-Wert pro Portion: -11,3
Zeitaufwand: 10 Minuten
Schwierigkeitsgrad: leicht
Nährwerte:
341 kcal
35 g Kohlenhydrate
17 g Fett
5 g Eiweiß

Zubereitung:

1. Himbeeren und Aprikose waschen.
2. Aprikose vom Kern befreien und zusammen mit der Ananas in mundgerechte Stücke schneiden.
3. Schale von der Banane entfernen und in zarte Scheiben schneiden.
4. Obst auf einem Teller anrichten und mit Erdmandelflocken sowie den gehackten Mandeln garnieren.
5. Zitronensaft und Leinöl gleichmäßig auf dem Teller verteilen.

Donnerstag

Snack bei Bedarf

20 g Datteln

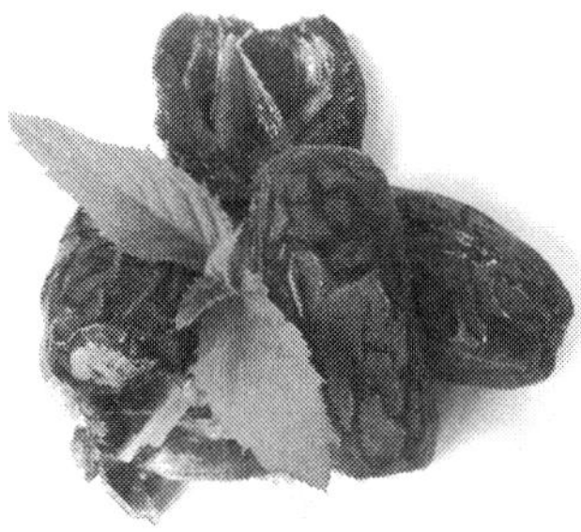

PRAL-Wert pro Portion: -2,5
Nährwerte:
58 kcal
13 g Kohlenhydrate
0 g Fett
0 g Eiweiß

Mittagessen

Schneller Spinatsalat

Zutaten:
200 g Spinat
6 EL Orangensaft
1 Prise Salz
3 EL Olivenöl

PRAL-Wert pro Portion: -23,9
Zeitaufwand: 5 Minuten
Schwierigkeitsgrad: leicht
Nährwerte:
511 kcal
12 g Kohlenhydrate
48 g Fett
6 g Eiweiß

Zubereitung:
1. Spinat waschen und anschließend kurz abtrocknen.
2. Olivenöl, Salz sowie Orangensaft verrühren.
3. Spinat auf einem Teller verteilen und mit eben angerührtem Dressing begießen.

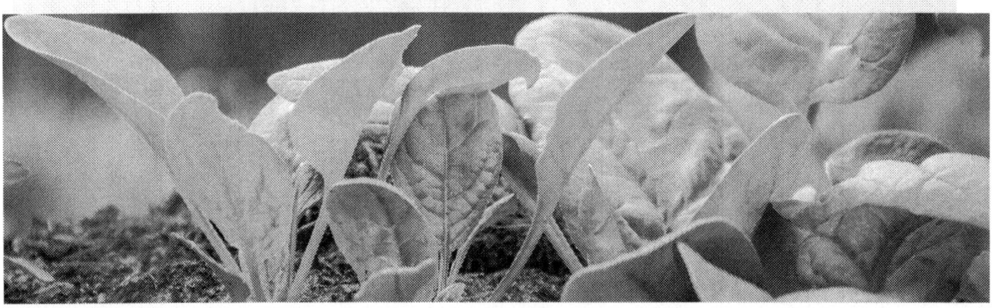

Donnerstag

Snack bei Bedarf

Tomaten-Paprika-Saft

Zutaten:

165 g Tomaten
1 Prise Pfeffer (schwarz)
85 g rote Paprika
1 Prise Salz
5 g Ingwer
1 Stange Sellerie

PRAL-Wert pro Portion: -13,8
Zeitaufwand: 12 Minuten
Schwierigkeitsgrad: leicht
Nährwerte:
83 kcal
13 g Kohlenhydrate
1 g Fett
3 g Eiweiß

Zubereitung:

1. Tomaten sowie Paprika waschen und von den Kernen befreien.
2. Sellerie waschen.
3. Gemüse in einen Entsafter füllen und mit Pfeffer und Salz würzen.
4. Saft abschließend in ein Glas füllen.

Abendessen

Pilzpfanne

Zutaten:

2 Frühlingszwiebeln
150 g Champignons
100 ml Gemüsebrühe
½ TL Kurkuma
1 Tomate
5 g Schnittlauch
1 Prise Kräutersalz
½ EL Öl

PRAL-Wert pro Portion: -11,1
Zeitaufwand: 25 Minuten
Schwierigkeitsgrad: leicht
Nährwerte:
197 kcal
15 g Kohlenhydrate
8 g Fett
14 g Eiweiß

Zubereitung:

1. Champignons abwaschen und in zarte Scheiben zerschneiden.
2. Schale von den Zwiebeln entfernen und in zarte Stücke hacken.
3. Tomaten abwaschen und in etwa ein Zentimeter mal ein Zentimeter kleine Stücke zerschneiden.

Abendessen

Pilzpfanne

4. Pfanne mit Öl bei mäßiger Hitze erwärmen. Champignons sowie die Zwiebeln in der Pfanne dünsten.
5. Wenn das Gemüse gedünstet ist, die Gemüsebrühe dazu geben und gut verrühren.
6. Danach die Tomaten sowie die Kräuter dazu geben und für weitere fünf bis zehn Minuten dünsten.
7. Schnittlauch kurz abwaschen und in feine Stücke hacken.
8. Pfanneninhalt auf einem Teller verteilen und mit Schnittlauch bestreuen.

Freitag

Frühstück

Apfel-Birnenmus

Zutaten:

1 Birne
1 Apfel
½ TL Zimt
1 EL gemahlene Erdmandeln
150 ml Leitungswasser

PRAL-Wert pro Portion: -6,0
Zeitaufwand: 20 Minuten
Schwierigkeitsgrad: leicht
Nährwerte:
148 kcal
30 g Kohlenhydrate
1 g Fett
2 g Eiweiß

Zubereitung:

1. Wasser in einen Topf füllen und bei hoher Hitze erwärmen.
2. Währenddessen Apfel sowie Birne abwaschen, halbieren und vom Kern befreien.
3. Apfel und Birne dann für etwa zehn Minuten kochen.
4. Anschließend Zimt in den Topf streuen und Topfinhalt pürieren. Es muss ein cremiges Mus entstehen.
5. Mus in eine Schüssel umfüllen und mit Erdmandeln garnieren.

Freitag

Snack bei Bedarf

1 Apfel

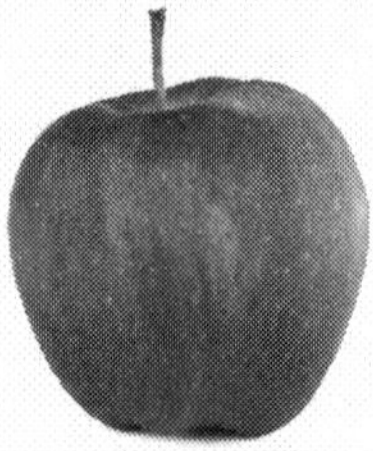

PRAL-Wert pro Portion: -3,3
Nährwerte:
73 kcal
16 g Kohlenhydrate
0 g Fett
0 g Eiweiß

Mittagessen

Brennnesselsuppe

Zutaten:
125 g Kartoffeln
1 Prise Pfeffer (schwarz)
90 g Brennnessel
3 EL Olivenöl
1 EL Sesam
250 ml Gemüsebrühe
1 kleine Zwiebel
1 Prise Salz
1 Prise Muskatnuss
Wasser nach Bedarf

PRAL-Wert pro Portion: -16,2
Zeitaufwand: 40 Minuten
Schwierigkeitsgrad: leicht
Nährwerte:
473 kcal
25 g Kohlenhydrate
36 g Fett
12 g Eiweiß

Zubereitung:
1. Schale von der Zwiebel entfernen und die Zwiebel in zarte Stücke schneiden.
2. Topf mit Öl erhitzen und Zwiebelstücke in dem Topf andünsten.
3. Brennnsesselblätter waschen und abzupfen. Sicherheitshalber Handschuhe tragen.
4. Blätter dem Topf mit den Zwiebeln beifügen und andünsten.
5. Schale von den Kartoffeln entfernen und Kartoffeln in Würfel schneiden. Danach ebenfalls in den Topf geben.
6. Topfinhalt mit Gemüsebrühe auffüllen und für etwa 30 Minuten köcheln lassen.

Mittagessen

Brennnesselsuppe

7. Danach Topf von der Herdplatte herunternehmen und pürieren. Falls die Suppe zu dickflüssig ist, einfach mehr Wasser dazu gießen.
8. Pfanne mit Öl erwärmen und Sesamkörner darin rösten.
9. Suppe mit Gewürzen abschmecken, verrühren und in einen tiefen Teller umfüllen.
10. Sesamkörner darüber streuen und genießen.

Snack bei Bedarf

Selleriesaft mit Minze

Zutaten:

150 g Gurke
100 g Sellerie
100 g Römersalat
1 Limette
½ Bund Minze

PRAL-Wert pro Portion: -12,8
Zeitaufwand: 7 Minuten
Schwierigkeitsgrad: leicht
Nährwerte:
66 kcal
8 g Kohlenhydrate
1 g Fett
4 g Eiweiß

Zubereitung:

1. Gurke, Sellerie sowie Salat waschen und in einen Entsafter geben.
2. Limetten halbieren und über dem Entsafter auspressen.
3. Minze waschen und in den Entsafter geben.
4. Saft in ein Glas füllen und sofort genießen.

Abendessen

Pellkartoffeln mit Avocado

Zutaten:

200 g Pellkartoffeln
1 Prise schwarzer Pfeffer
½ Zitrone
1 Prise Salz
1 Avocado
1 Prise Meersalz
20 g Kresse

PRAL-Wert pro Portion: -24,5
Zeitaufwand: 25 Minuten
Schwierigkeitsgrad: leicht
Nährwerte:
645 kcal
36 g Kohlenhydrate
48 g Fett
9 g Eiweiß

Zubereitung:

1.Topf mit Wasser und Salz zum Kochen bringen. Kartoffeln darin kochen, bis diese durch sind.

Abendessen

Pellkartoffeln mit Avocado

2. Avocado schälen, vom Kern befreien und mit einer Gabel zerdrücken.
3. Avocado nun mit dem Pfeffer, dem Meersalz und der Kresse würzen.
4. Zitrone über der Avocadocreme auspressen und alles gut verrühren.
5. Kartoffeln zusammen mit der Avocadocreme servieren.

Samstag

Frühstück

Grüner Smoothie

PRAL-Wert pro Portion: -16,4
Zeitaufwand: 10 Minuten
Schwierigkeitsgrad: leicht
Nährwerte:
258 kcal
38 g Kohlenhydrate
8 g Fett
5 g Eiweiß

Zutaten:

100 g Himbeeren
1 Scheibe Ananas
½ Banane
1 Aprikose
10 g gehackte Mandeln
1 EL Zitronensaft
1 EL Erdmandelflocken
1 EL Leinöl

Zubereitung:

1. Gemüse gründlich abwaschen und abtropfen lassen.
2. Birne waschen, vom Kern befreien und in ei-nen Mixer geben.
3. Salat, Datteln, Kokoswasser, Alfalfa und Leinöl auch in den Mixer füllen und pürieren. Es muss eine cremige Flüssigkeit entstehen.
4. In ein Glas gießen und umgehend genießen.

Samstag

Snack bei Bedarf

1 Banane

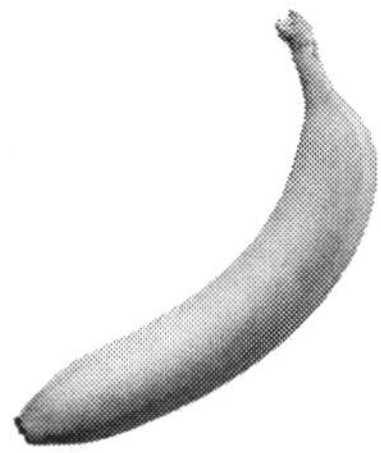

PRAL-Wert
pro Portion: -7,2
Nährwerte:
95 kcal
21 g Kohlenhydrate
0 g Fett
1 g Eiweiß

Mittagessen

Gurkensalat

Zutaten:

35 ml Apfelessig
400 g Salatgurke
35 ml Wasser
¼ TL Pfeffer (schwarz)
½ TL Meersalz
2 TL Petersilie

PRAL-Wert
pro Portion: -1,3
Zeitaufwand: 5 Minuten
Schwierigkeitsgrad:
leicht
Nährwerte:
59 kcal
9 g Kohlenhydrate
1 g Fett
3 g Eiweiß

Zubereitung:

1. Gurke abwaschen und in 1 Zentimeter kleine Würfel schneiden.
2. Petersilie abwaschen und in feine Stücke hacken.
3. Essig, Wasser, Pfeffer, Salz sowie Petersilie miteinander zu einem Dressing vermischen.
4. Gurkenwürfel auf einem Teller anrichten und mit Dressing begießen.

Samstag

Snack bei Bedarf

20 g Haselnüsse

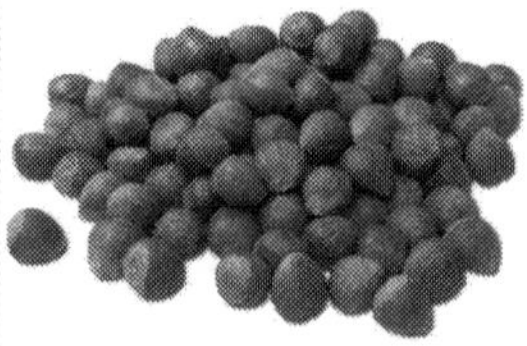

PRAL-Wert
pro Portion: -0,6
Nährwerte:
129 kcal
1 g Kohlenhydrate
12 g Fett
3 g Eiweiß

Abendessen

Pastinaken-Suppe

Zutaten:
250 ml Gemüsebrühe
15 g Sellerie
150 g Pastinake
1 Prise Salz
1 kleine Zwiebel
5 g frische Petersilie
35 g Tomaten
1 Lorbeerblatt
(getrocknet)

PRAL-Wert
pro Portion: -12,4
Zeitaufwand: 40 Minuten
Schwierigkeitsgrad:
leicht
Nährwerte:
157 kcal
23 g Kohlenhydrate
5 g Fett
4 g Eiweiß

Zubereitung:
1. Sellerie sowie Pastinake putzen und in Stücke schneiden.
2. Schale von der Zwiebel entfernen und Zwiebel in zarte Stücke schneiden.
3. Topf mit Brühe befüllen und Pastinake, Sellerie, Zwiebel sowie das Lorbeerblatt beifügen und aufkochen. Alles für insgesamt 30 Minuten kochen.
4. Tomaten putzen, in mundgerechte Stücke zerteilen und nach 20 Minuten Kochzeit in den Topf geben und für 10 Minuten mit kochen.
5. Nach 30 Minuten den Topf vom Herd nehmen, Lorbeerblatt entfernen und alles mit einem Pürierstab pürieren.

Abendessen

Pastinaken-Suppe

6. Petersilie abwaschen und fein hacken.
7. Abschließend Salz, Pfeffer sowie Petersilie zu der Suppe geben und noch einmal gut umrühren. Suppe in tiefen Tellern servieren.

Sonntag

Frühstück

Porridge

Zutaten:

2 getrocknete Aprikosen
125 ml Kokosmilch
60 g Apfel
¼ TL Zimt
1 EL Leinsamen
½ EL Sesam
60 g Hirse
100 ml Wasser
1 EL Kokosflocken

PRAL-Wert pro Portion: -3,3
Zeitaufwand: 20 Minuten
Schwierigkeitsgrad: leicht
Nährwerte:
572 kcal
63 g Kohlenhydrate
28 g Fett
12 g Eiweiß

Zubereitung:

1. Hirse abwaschen und zusammen mit Sesam, Wasser, Leinsamen und Kokosmilch in einen Topf füllen und zum Kochen bringen.
2. Apfel waschen und Kerne entfernen. Anschließend dem Topf beifügenden und kochen.
3. Getrocknete Aprikosen mehrmals durchschneiden, sodass ganz kleine Stücke entstehen. Diese dann dem Topf beifügen und mit kochen.
4. Alles für fünf Minuten kochen, danach Hitze auf mittlere Stufe reduzieren und das Porridge weitere 5 Minuten quellen lassen. Den Topf währenddessen mit einem Deckel verschließen.
5. Abschließend Zimt und Kokosflocken beifügen, nochmals gründlich verrühren und dann in zwei Schüsseln anrichten.

Sonntag

Snack bei Bedarf

20 g Trockenpflaumen

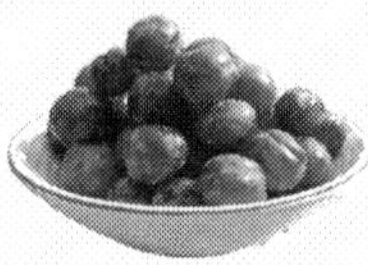

PRAL-Wert pro Portion: -4,0
Nährwerte:
48 kcal
13 g Kohlenhydrate
0 g Fett
0 g Eiweiß

Mittagessen

Kalte Avocado Suppe

Zutaten:

1 Tomate
1 Prise Meersalz
20 g Spinat
½ TL Zitronensaft
1 Prise Pfeffer
1 Stange Sellerie
1 Avocado
20 ml Wasser

PRAL-Wert pro Portion: -18,8
Zeitaufwand: 8 Minuten
Schwierigkeitsgrad: leicht
Nährwerte:
505 kcal
5 g Kohlenhydrate
48 g Fett
5 g Eiweiß

Zubereitung:

1. Spinat, Sellerie und Tomate gut abwaschen.
2. Tomate in 1 Zentimeter kleine Würfel schneiden.
3. Alle Zutaten, außer den Tomaten, in einen Mixer geben. Bei Bedarf Sellerie vorher klein schneiden.
4. Pürieren, bis eine Suppe entsteht. Bei Bedarf mehr Wasser beifügen, damit die Suppe dünner wird.
5. Suppe in eine Schüssel geben, die Tomatenwürfel darüber geben und servieren.

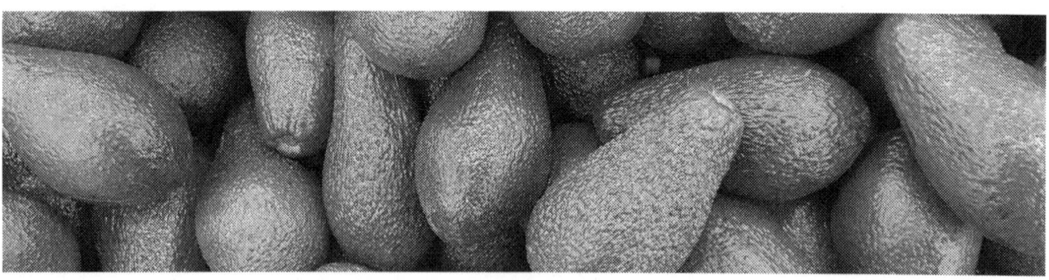

Sonntag

Snack bei Bedarf

20 g Paranüsse

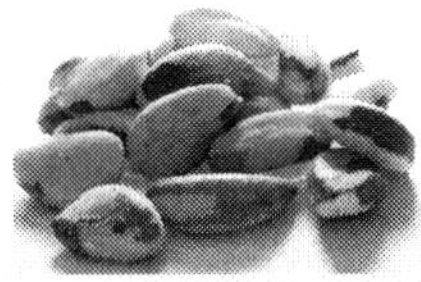

PRAL-Wert pro Portion: -0,1
Nährwerte:
139 kcal
1 g Kohlenhydrate
13 g Fett
3 g Eiweiß

Abendessen

Steckrübensuppe

Zutaten:

250 g Steckrübe
80 g Karotten
30 g Petersilie (frisch)
1 Knoblauchzehe
125 g Pastinake
1 kleine Zwiebel
10 ml Gemüsebrühe
½ EL Olivenöl

PRAL-Wert pro Portion: -29,0
Zeitaufwand: 60 Minuten, davon 15 Min. Arbeitszeit und 45 Min. Wartezeit
Schwierigkeitsgrad: leicht
Nährwerte:
263 kcal
40 g Kohlenhydrate
7 g Fett
9 g Eiweiß

Zubereitung:

1. Karotten, Pastinaken, Steckrübe und Zwiebel putzen und 1 Zentimeter kleine Stücke schneiden.
2. Knoblauch schälen.
3. Topf mit Öl bei mittlerer Stufe erhitzen.
4. Zwiebel in den Topf geben und Knoblauch über dem Topf auspressen. Beides leicht dünsten.
5. Pastinaken, Steckrübe und Möhre dem Topf beifügen und verrühren.
6. Gemüsebrühe beifügen und nochmals umrühren.
7. Topfinhalt für ungefähr 45 Minuten köcheln lassen. Das Gemüse sollte dann gar sein.
8. Petersilie abwaschen, dann trocknen und in zarte Stückchen schneiden.

9. Petersilie nach etwa 40 Minuten der Kochzeit mit der Suppe vermengen.
10. Suppe auf einen Teller umfüllen und mit Petersilie dekorieren.

Wie kann die Balance des Säure-Basen-Haushaltes zusätzlich unterstützt werden?

Basenbäder

Die basische Ernährung kann während der Kur zusätzlich durch Basenbäder unterstützt werden, denn diese habe eine positive Auswirkung auf den Säure-Basen-Haushalt. Sie können die Haut zum Beispiel anregen, sich wieder eigenständig zu befetten. Wenn beim Basenbad zusätzlich sanfte Massagen durchgeführt werden, wird auch das Bindegewebe wieder besser durchblutet. Durch die Massage treten die Säuren durch die Poren und Drüsen nach außen. Dieser Vorgang wird als Badeosmose bezeichnet. Für die sanften Massagen kann eine Bürste oder auch ein Massagehandschuh genutzt werden. Die Massage muss während des Bades etwa alle 15 bis 20 Minuten durchgeführt werden. Durch das regelmäßige Massieren während des Bades können die Basen einfacher in die Haut gelangen und die Säuren gelangen besser nach draußen. Nach dem Baden fühlt sich die Haut direkt etwas straffer und schön weich an. Bestenfalls wird das Bad in der Badewanne durchgeführt, sodass der komplette Körper vom Basenbad umschlossen wird.

Sollten Sie keine Badewanne zu Hause haben, kann das Basenbad alternativ auch als Fußbad durchgeführt werden. Die Wirkung ist dann nicht so ergiebig, jedoch reicht es aus, um den Säure-Basen-Haushalt positiv zu beeinflussen. Die Fußsohlen besitzen sehr viele Schweißdrüsen und über diese können dementsprechend auch einige Säuren nach außen treten.

Badezusätze für Basenbäder können Sie in Drogeriemärkten oder auch in der Apotheke käuflich erwerben. Es gibt auch die Möglichkeit, den Badezusatz ganz einfach selbst herzustellen. Einige großartige Anregungen finden Sie im Rezeptteil „Badezusätze für Basenbäder".
Die beste Wirkung zeigt sich, wenn etwa zwei bis dreimal wöchentlich ein Basenbad durchgeführt wird. Dazu noch eine Kerze sowie ein schönes Buch und Sie können neben dem wohltuenden Bad auch noch herrlich entspannen und den Alltagsstress vergessen.

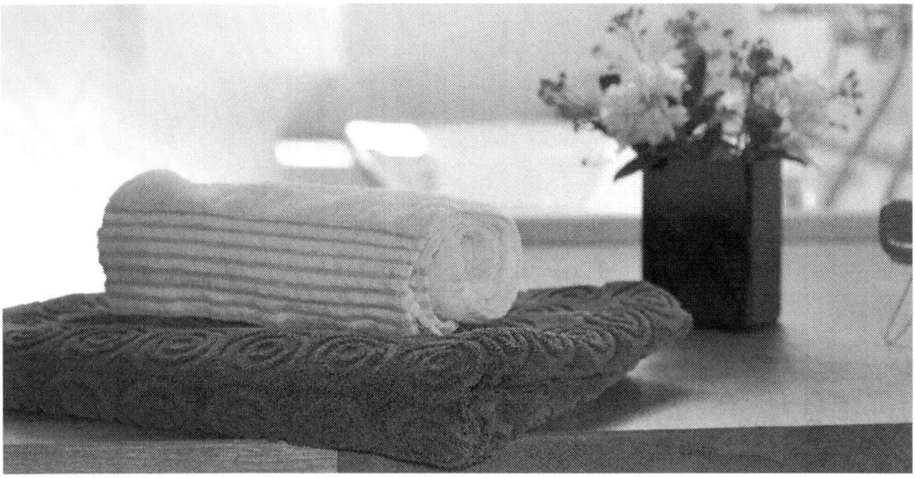

Der bereits erwähnte Osmose-Effekt tritt erst nach eine Badedauer von etwa 30 bis 45 Minuten ein. Ab diesem Zeitpunkt beginnt der Körper also damit, die lästigen Säuren über die Poren abzutransportieren. Das Basenbad sollte daher mindestens für eine Stunde durchgeführt werden, gern aber auch länger. Umso länger das Bad dauert, desto mehr Säuren können folglich auch ausgeschieden werden. Es sollte daher immer ausreichend Zeit für das Bad eingeplant werden. Falls Sie ein Neuling in diesem Bereich sind, ist es empfehlenswert, zunächst mit einer Badedauer von einer Stunde zu starten. Nach und nach können Sie die Dauer des Bades dann steigern. Die Badezeit sollte aber eine Zeitspanne von fünf Stunden nicht überschreiten. Eine längere Badezeit kann den Körper unter Umständen belasten, denn der gesamte Organismus arbeitet während des Badens ununterbrochen.
Weiterhin sollte beachtet werden, dass die Wassertemperatur nicht mehr als 38 Grad Celsius beträgt. Um dies zu prüfen, messen Sie am besten mit einem Thermometer nach. Sollte das Wasser zu heiß sind, tritt der gewünschte Osmose-Effekt vermutlich gar nicht oder erst nach einer sehr langen Zeit ein.

Wenn Sie ein mehrstündiges Basenbad durchführen möchten, müssen Sie nach einer gewissen Zeit sicherlich erneut warmes Wasser in die Wanne einlassen, da das Wasser sonst zu kalt wird. Sobald Sie neues Wasser eingelassen haben, muss auch der Badezusatz neu dosiert werden. Weiterhin gelangen nach dem Erreichen des Osmose-Effekts natürlich auch die aus der Haut ausgeschiedenen Säuren in das Badewasser. Das bedeutet, dass Sie bei dem teilweisen Austausch des Wassers ruhig ein wenig mehr Badezusatz in die Badewanne geben können, damit das Wasser wieder entsprechend neutralisiert wird.

Um sicherzugehen, dass das Basenbad immer den richtigen pH-Wert hat, können Messungen mit pH-Wert-Teststreifen oder mit einem digitalen pH-Wert-Messgerät durchgeführt werden. Wenn Sie dabei feststellen, dass das Wasser zu sauer ist, muss Badzusatz beigefügt werden. Eine erste Messung ist etwa nach einer Badezeit von eineinhalb Stunden zu empfehlen. Weitere Messungen sollten dann alle 30 Minuten durchgeführt werden.

Basentee

Ein Basentee besteht aus verschiedenen Kräutern und ist eine wunderbare Unterstützung für das Säure-Basen-Gleichgewicht. Basentee unterstützt das Neutralisieren von Säuren und ist somit bei einer Basenkur, Übersäuerung oder einer Entgiftung ein wichtiger Faktor. Weiterhin hilft der Tee bei der Entspannung, weshalb im Wellnessbereich auch häufig ein Basentee gereicht wird. Der Tee ist somit auch immer ein toller Begleiter bei einer basischen Ernährung.

Basentee kann im Handel gekauft oder einfach selbst hergestellt werden. Wichtig ist, dass dem Tee kein Zucker beigefügt wird, da dieser säurebildend wirkt. Bei der eigenen Herstellung ist es von Vorteil, dass Sie sich selbst aussuchen können, welche Kräuter in den Tee kommen sollen. Es können unzählig viele verschiedene Tees kreiert werden, sodass das Getränk nie eintönig wird.

In der nachfolgenden Übersicht sind einige basische Kräuter mit dem zugehörigen Geschmack sowie deren Wirkungsweise aufgelistet. Sie können so ganz einfach für jede Situation einen geeigneten Tee herstellen.

Kräuterart	Geschmacks-richtung	Wirkungsweise
Pfefferminze	frisch	entkrampfend, antibakteriell, galletreibend
Kamillenblüten	süßlich	entzündungshemmend, beruhigend, beruhigend (Verdauung)
Lindenblüten	mild und leicht süßlich	entzündungshemmend, schweißtreibend, beruhigend
Salbei	leicht zitronig und etwas bitter	schweißhemmend, verdauungsfördernd, antibakteriell
Ingwer	frisch und leicht scharf	verdauungsanregend, durchblutungsfördernd, entzündungshemmend
Rosmarin	würzig herb	blutdrucksenkend, beruhigend, schmerzstillend
Lavendel	würzig	stimmungsaufhellend, beruhigend,
Löwenzahn	würzig und leicht bitter	entwässernd, antibakteriell, stoffwechselanregend
Brennnesselblätter	herb, aber frisch	harntreibend, entwässernd, schmerzlindernd

Bei der eigenen Herstellung des Basentees ist zu beachten, dass die Kräuter eine gute Qualität aufweisen. Bestenfalls werden unbehandelte Bio-Kräuter verwendet. Zum einen hat dies einen positiven Effekt auf das eigene Wohlbefinden, zum anderen ist es gut für die Umwelt.

Stellen Sie nur Tees her, welche Ihnen auch schmecken. Es bringt keine Vorteile, wenn Sie sich ständig quälen müssen, den Tee zu trinken. Um Ihre Kreativität etwas anzuregen, finden Sie einige Beispielrezepte am Ende des Buches im Abschnitt „Basentees“.

Massagen

Eine basische Massage sorgt dafür, dass der Säure-Basen-Haushalt in der Haut ausgeglichen wird. Ein weiterer schöner Nebeneffekt ist, dass Sie nach einer solchen Behandlung eine angenehme weiche Haut haben. Bei der basischen Massage wird eine Salz-Öl-Mischung auf den Körper aufgetragen, welchen dann nach und nach an verschiedene Körperstellen einmassiert wird, bis sich die Salzkristalle vollständig aufgelöst haben. Eine weitere Möglichkeit ist das Hinzuziehen von Kräutern oder auch von ätherischen Ölen. Dabei werden die Kräuter beziehungsweise die ätherischen Öle mit dem Basis-Öl und dem Meersalz vermischt und anschließend auf die Haut aufgetragen.

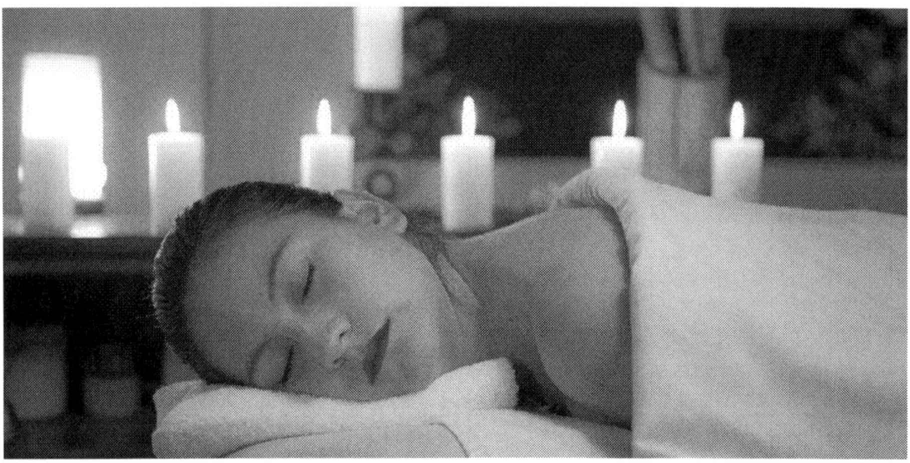

Für die Herstellung von Massageöl wird zunächst ein Basis-Öl benötigt. Als Basis-Öl eignen sich verschiedenste Öle, wie zum Beispiel Kokosöl, Olivenöl, Mandelöl oder auch Avocado-Öl. Weiterhin wird Salz benötigt. Am besten eignet sich für die Herstellung von Massageöl Meersalz. Bei der Verwendung von ätherischen Ölen gibt es keine Grenzen. Eine beruhigende Wirkung für die Seele haben beispielsweise Lavendelöl und Melissen-Öl. Ingweröl wirkt dagegen beruhigend auf den Magen und

Kurkuma-Öl wirkt muskelentspannend und entzündungshemmend. Bei der Nutzung von Kräutern können Sie auch sehr kreativ werden.
Beifuß wirkt zum Beispiel entspannend auf den Körper. Ringelblumen wirken wohltuend und entzündungshemmend. Eine Verwendung von Ringelblumen im Massageöl hat außerdem eine schützende Wirkung für die Haut. Bei der Herstellung von der Salz-Öl-Mischung müssen Sie darauf achten, dass das Verhältnis von Salz zu Öl immer etwa 2 zu 1 ist, um eine massierende Wirkung des Salzes zu erzielen. 50 Gramm Meersalz sind also immer mit 25 Gramm Basis-Öl zu vermengen. Diese Mischung ist somit auch bereits das Basisrezept für ein Peeling. Bei der Nutzung von ätherischen Ölen ist zu beachten, dass diese hautreizend wirken können, wenn die Dosierung zu hoch ist. Bei der Verwendung von ätherischen Ölen sollten Sie also sparsam sein und auf die Dosierungshinweise auf der Verpackung achten. Von den Kräutern geht keine Gefahr für die Haut aus und Sie können die Kräuter beruhigend im gleichen Verhältnis wie das Basis-Öl dem Peeling beifügen. Eine solche Massage lassen Sie bestenfalls durch eine andere Person durchführen, um auch schwer erreichbare Körperteile, wie zum Beispiel den Rücken, massiert zu bekommen. In vielen Wellnessstudios werden solche Massagen angeboten, sodass Sie diese professionell durchführen lassen können. Eine solche Wellenessbehandlung wirkt sich in doppelter Hinsicht gut aus, da Sie dadurch auch perfekt entspannen können. Einige Anregungen, um großartige Massageöle zu Hause herzustellen, finden Sie nachfolgend.

Kräuter-Meersalz-Peeling

Für dieses entspannende Peeling werden 50 g Meersalz, 25 ml Mandelöl und etwa 25 g Lavendel benötigt.
Der Lavendel ist mithilfe eines Mörsers in einer Schüssel zu zerkleinern. Anschließend Salz, Öl und die Kräuter in einer Schüssel gut miteinander vermischen. Wenn Ihnen die Konsistenz noch nicht zusagt, können Sie einfach etwas mehr Öl beifügen, sofern die Mischung zu fest ist, oder etwas mehr Salz beifügen, falls die Mischung zu flüssig ist.

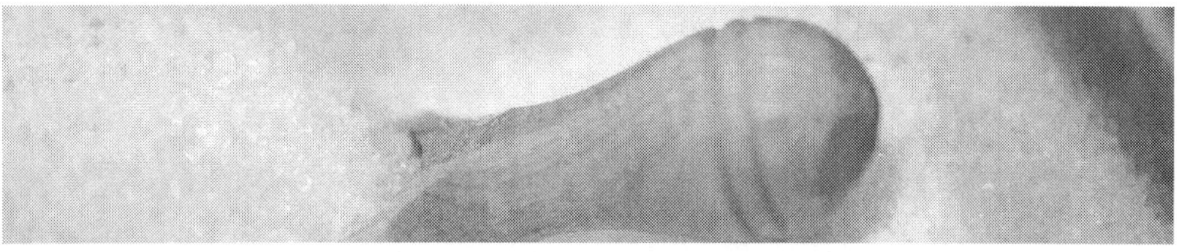

Meersalzpeeling mit Pfefferminzöl

Für dieses erfrischende und belebende Peeling benötigen Sie 50 g Meersalz, 25 ml Kokosöl, 5 Tropfen ätherisches Pfefferminzöl.
Alle Zutaten miteinander vermischen und anschließend einmassieren (lassen). Falls Ihnen die Konsistenz zu fest ist, einfach mehr Öl beimischen. Sofern die Konsistenz zu flüssig ist, etwas mehr Öl untermischen.

Meersalzpeeling mit Zitrone

Für dieses durchblutungsfördernde Peeling benötigen Sie 50 g Meersalz, 25 ml Mandelöl, 1 Esslöffel Zitronensaft und etwa 3 Tropfen ätherisches Zitronenöl.
Auch bei diesem Rezept sind alle Zutaten miteinander zu vermischen. Anschließend wird das Öl gut einmassiert. Falls Ihnen die Konsistenz zu fest ist, einfach mehr Öl beimischen. Sofern die Konsistenz zu flüssig ist, etwas mehr Öl untermischen.

Atemübungen

Beim Ausatmen werden unter anderem Säuren abgeatmet, weshalb die richtige Atmung auch sehr wichtig ist, um den Säure-Basen-Haushalt in Balance zu halten. Um die reguläre Atmung und somit das Abatmen von Säuren zu unterstützen, ist es sinnvoll, zusätzlich noch ein paar Atemübungen durchzuführen. Diese haben außerdem auch noch eine entspannende Wirkung zum sonst meist hektischen Alltag.

Die nachfolgenden Übungen sollten in Kleidung durchgeführt werden, welche Sie nicht einengt. Eine große Mahlzeit sollte direkt vor den Übungen nicht eingenommen werden, da dies die Atmung negativ beeinflussen kann. Essen Sie daher bestenfalls mindestens zwei Stunden vorher nichts beziehungsweise nur eine sehr kleine Mahlzeit.
Die Übungen sollten zu Beginn für etwa 2 Minuten durchgeführt werden. Eine Steigerung der Länge kann dann von Woche zu Woche durchgeführt werden.

- ## Anspannen und wieder entspannen

1. Langsam einatmen und so viele Muskeln wie möglich anspannen.
2. Halten Sie die Luft kurz an.
3. Atmen Sie nun langsam wieder aus und entspannen Sie dabei alle Muskeln wieder.

- ## Länger ausatmen, statt einatmen.

1. Atmen Sie langsam für beispielsweise fünf Sekunden ein.
2. Atmen Sie anschließend für zehn Sekunden wieder aus.

- ## Bewusst atmen.

1. Atmen Sie für etwa fünf Sekunden tief durch die Nase ein.
2. Atmen Sie nun für fünf Sekunden wieder durch den Mund aus.

Die Übungen können beliebig oft wiederholt werden, je nachdem, wie viele Minuten Sie die Atemübung durchführen möchten. Nach den Übungen bleiben Sie am besten noch für etwa zwei Minuten ruhig liegen, um sich zu entspannen.

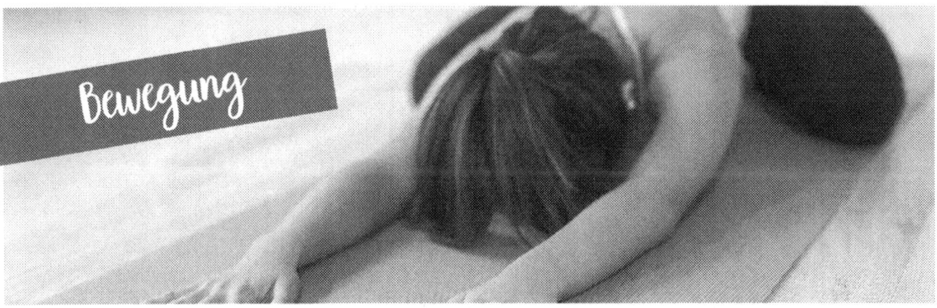

Bewegung

Ausreichende Bewegung ist ein weiterer wichtiger Faktor, um den Säure-Basen-Haushalt in Balance zu halten. Bewegung bringt Sie zum einen auf andere Gedanken und baut so Stress ab, zum anderen führt Bewegung zu einer tieferen und gesteigerten Atmung. Weiterhin regt Bewegung den Kreislauf an, wodurch die Durchblutung und so auch das Ausscheiden von sauren Stoffwechselprodukten aus dem Gewebe fördert. Eine sehr geeignete Sportart ist zum Beispiel Yoga, da bei diesem Sport sehr auf die Atmung geachtet wird und natürlich unzählige Muskelgruppen beansprucht werden. Weiterhin wird Yoga in einer ruhigen Atmosphäre durchgeführt, was sehr entspannend auf Körper und Geist wirkt.

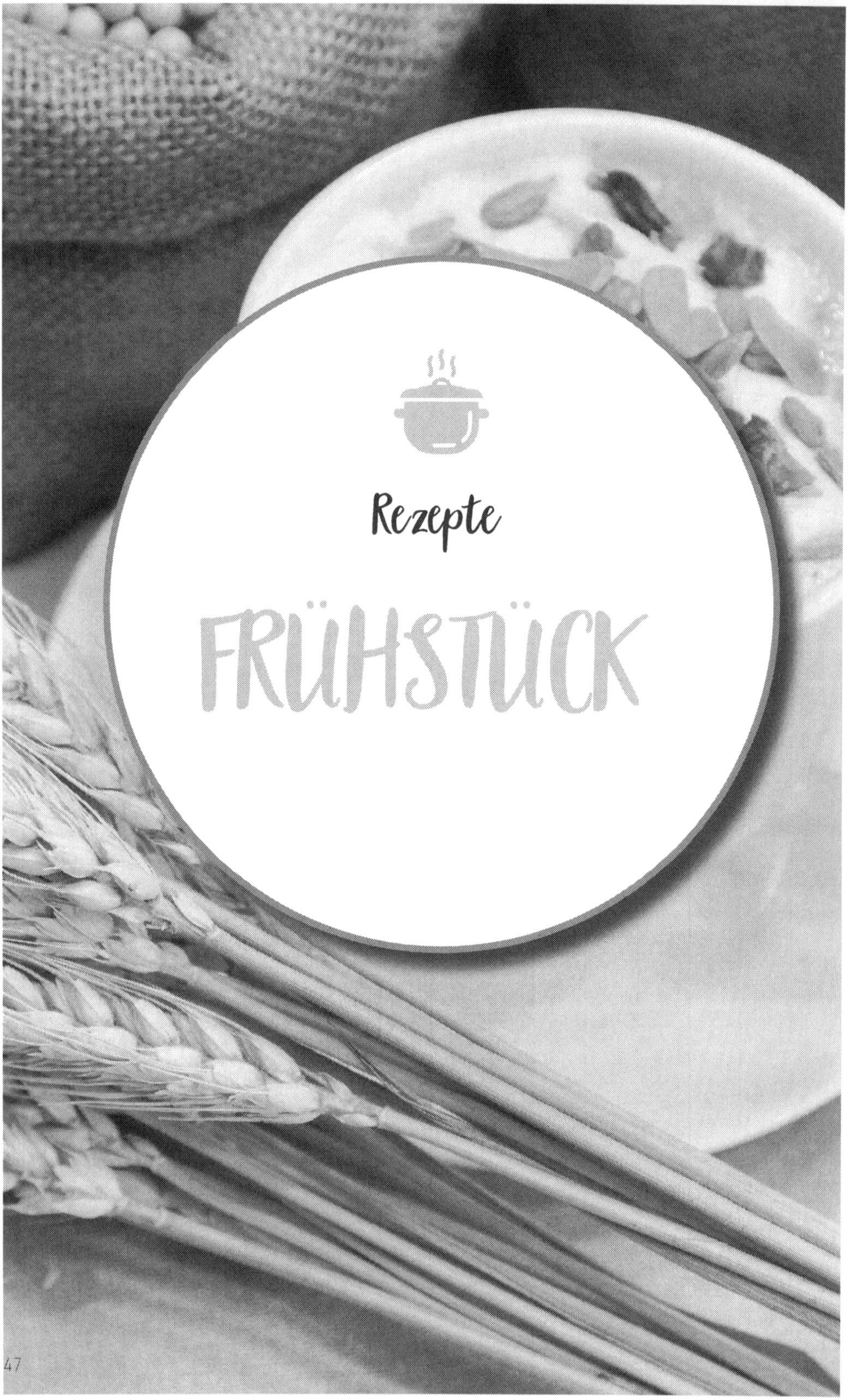
Rezepte
FRÜHSTÜCK

Zeitaufwand:
45 Min. davon 15 Min. Zubereitung und 30 Min. Wartezeit

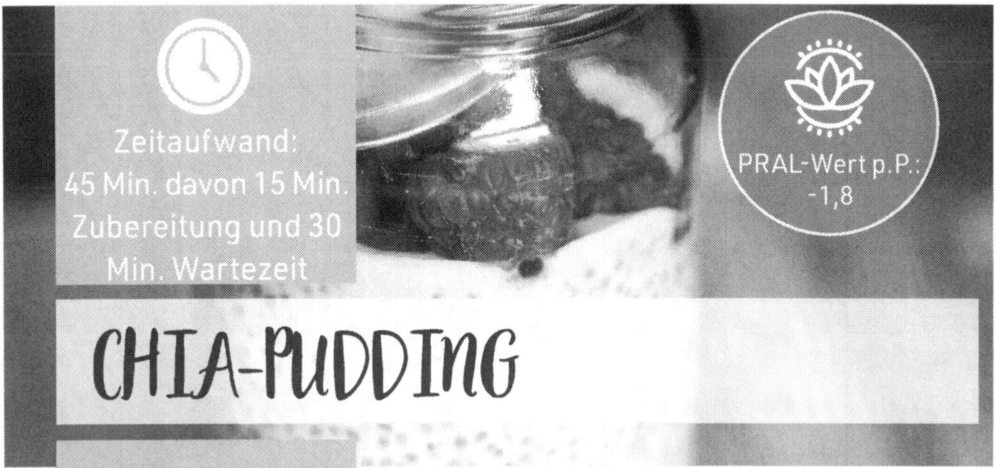

PRAL-Wert p.P.:
-1,8

CHIA-PUDDING

Schwierigkeit:
leicht

438 kcal, 63 g KH,
16 g F, 4 g EW

FÜR 2 PERSONEN

1 TL	Zitronensaft
3 EL	Chiasamen
125 g	Himbeeren
300 ml	Mandelmilch
125 g	Kokoscreme
1 EL	Kokosblütenzucker

1. Zitronensaft, Mandelmilch, Kokosblütenzucker und Chiasamen in ein Gefäß füllen und mithilfe eines Löffels verrühren. Anschließend für 30 Minuten in den Kühlschrank stellen und durchziehen lassen.
2. Himbeeren gründlich waschen und 4 Stück für die Dekoration beiseitelegen.
3. Die übrigen Himbeeren zerdrücken. Dafür einfach eine Gabel nutzen.
4. Kokoscreme aufschlagen, bis sie cremig ist und dann mit den Himbeeren vermengen.
5. Die eben zubereitete Creme nun vorsichtig unter die kalt gestellte Masse rühren, welche im Kühlschrank steht.
6. Anschließend die Creme in zwei kleine Gefäße füllen, mit den übrigen Himbeeren garnieren und servieren.

MÜSLI MIT APFELSTÜCKCHEN

FÜR 2 PERSONEN

50 g	Buchweizen
30 g	Sonnenblumenkerne
20 g	Hirsekörner
30 g	Kürbiskerne
3	Datteln
30 g	Haselnüsse
1	Apfel
1	Prise Zimt
400 ml	Wasser

PRAL-Wert p.P.: +1,6

Zubereitung: 15 Min.

Schwierigkeit: leicht

411 kcal, 40 g KH, 21 g F, 15 g EW

1. Buchweizen, Hirsekörner, Sonnenblumenkerne, Kürbiskerne und Haselnüsse zerkleinern (z. B. mit Smoothie-Maker).
2. Datteln in kleine Stücke schneiden.
3. Alle bereits zerkleinerten Zutaten in einen Topf umfüllen. Den Topf anschließend mit Wasser auffüllen.
4. Wasser zum Kochen bringen und für etwa drei Minuten kochen lassen.
5. Apfel abwaschen und 1 Zentimeter x 1 Zentimeter kleine Stücke schneiden.
6. Topf von der Herdplatte herunternehmen und abkühlen lassen.
7. Apfel sowie Zimt in den Topf geben, alles nochmals verrühren und servieren.

HERZHAFTER PFANNKUCHEN

Zubereitung:
15 Min.

Schwierigkeit:
leicht

411 kcal, 40 g KH,
21 g F, 15 g EW

PRAL-Wert p.P.:
-3,1

FRÜHSTÜCK

FÜR 2 PERSONEN

200 g	gekeimtes Kichererbsen-Mehl
1 EL	Sonnenblumenöl
50 g	getrocknete Tomaten
1	Prise Salz
50 g	Schinken
1 Prise	schwarzer Pfeffer

1. Kichererbsen-Mehl, Mandelmilch, Salz und Pfeffer verrühren, bis ein glatter Teil vorliegt.
2. Pfanne mit Öl erwärmen und Teig dazugeben, sodass der Pfannenboden mit einer dünnen Teigschicht bedeckt ist.
3. Pfannkuchen von beiden Seiten anbraten, bis sie goldbraun sind.
4. Schritt zwei und drei wiederholen, bis der Teig leer ist.
5. Pfannkuchen auf zwei flache Teller verteilen und die Kuchen mit getrockneten Tomaten und Schinken dekorieren.

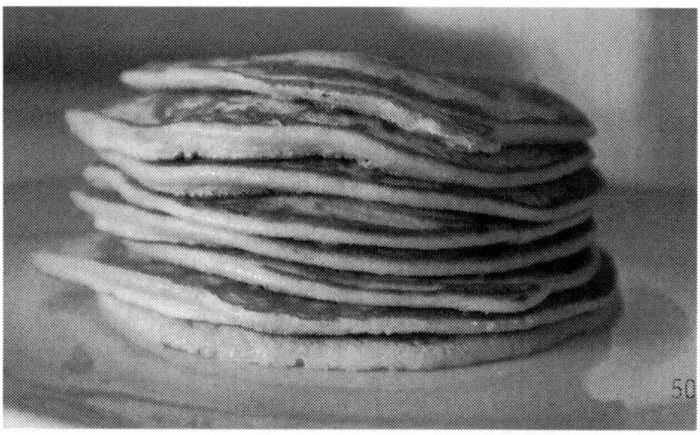

Zubereitung: 10 Min.

PRAL-Wert p.P.: -4,7

FRUCHTIGES MÜSLI

Schwierigkeit: leicht

300 kcal, 24 g KH, 19 g F, 8 g EW

FÜR 2 PERSONEN

2	Pfirsiche
200 g	Wassermelone
4 EL	Zitronensaft
50 g	Heidelbeeren
4 EL	Chiasamen
2 EL	Leinöl
20 g	Mandelblättchen

1. Schale von der Wassermelone entfernen und Fruchtfleisch in 1 Zentimeter x 1 Zentimeter kleine Stücke schneiden.
2. Pfirsiche und Heidelbeeren gründlich waschen.
3. Pfirsiche vom Kern befreien und Fruchtfleisch in kleine Stücke schneiden.
4. Obst in zwei Schalen verteilen und mit Leinöl und Zitronensaft übergießen.
5. Abschließend die Chiasamen und die Mandelblättchen über das Obst streuen.

SOJAMILCH-BREI MIT HIRSE

FÜR 2 PERSONEN

20 g	Zuckerrübensirup
1 EL	Mandelmus
120 g	Hirse
1	Spritzer Zitronensaft
1 Prise	Salz
40 g	Himbeeren
280 ml	Sojamilch (Natur)

PRAL-Wert p.P.: +2,9

Zubereitung: 20 Min.

Schwierigkeit: leicht

302 kcal, 55 g KH, 4 g F, 10 g EW

1. Sojamilch in einen Topf gießen und auf dem Herd erhitzen.
2. Hirse mit heißem Wasser abspülen, anschließend in den Topf zu der Sojamilch geben und für fünf Minuten unter ständigem Rühren kochen.
3. Salz, Mandelmus, Zitronensaft sowie Zuckerrübensirup beifügen, Hitze reduzieren und für zehn Minuten quellen lassen.
4. Himbeeren waschen.
5. Brei auf zwei Schüsseln verteilen und mit den Himbeeren verzieren.

QUINOA MIT BLAUBEEREN

Zubereitung:
20 Min.

Schwierigkeit:
leicht

549 kcal, 86 g KH,
15 g F, 12 g EW

PRAL-Wert p.P.:
+6,3

FÜR 2 PERSONEN

100 g	Quinoa
1 TL	Zimtpulver
400 ml	Mandelmilch
½ TL	Vanilleextrakt
200 g	Blaubeeren
50 g	Rosinen
20 g	Walnüsse (gehackt)
1	Apfel
20 g	Sonnenblumenkerne

1. Zimt, Quinoa und Mandelmilch in einem Topf füllen und diesen kurz zum Kochen bringen. Danach Hitze verringern und bei niedriger Hitze auf der Herdplatte belassen. Den Topf währenddessen mit einem Deckel abdecken.
2. Apfel abwaschen, Kerne entfernen und in 1 Zentimeter x 1 Zentimeter kleine Stücke schneiden.
3. Rosinen sowie Apfelstücke einrühren, für fünf Minuten köcheln lassen und dann von der Herdplatte nehmen.
4. Walnüsse und Beeren beimischen, nochmals gut verrühren und in zwei Schüsseln servieren.

PRAL-Wert p.P.:
-16,6

FRÜHSTÜCKSBREI

FÜR 2 PERSONEN

2	Äpfel
2	Karotten
2 EL	Mandeln
2	Bananen
2 TL	Rosinen

1. Äpfel waschen, vierteln und vom Kern befreien.
2. Karotten gründlich waschen oder schälen und vierteln.
3. Bananen schälen und vierteln.
4. Obst mithilfe eines Mixers pürieren.
5. Brei in Schüsseln verteilen und mit den Rosinen, sowie den Mandeln garnieren.

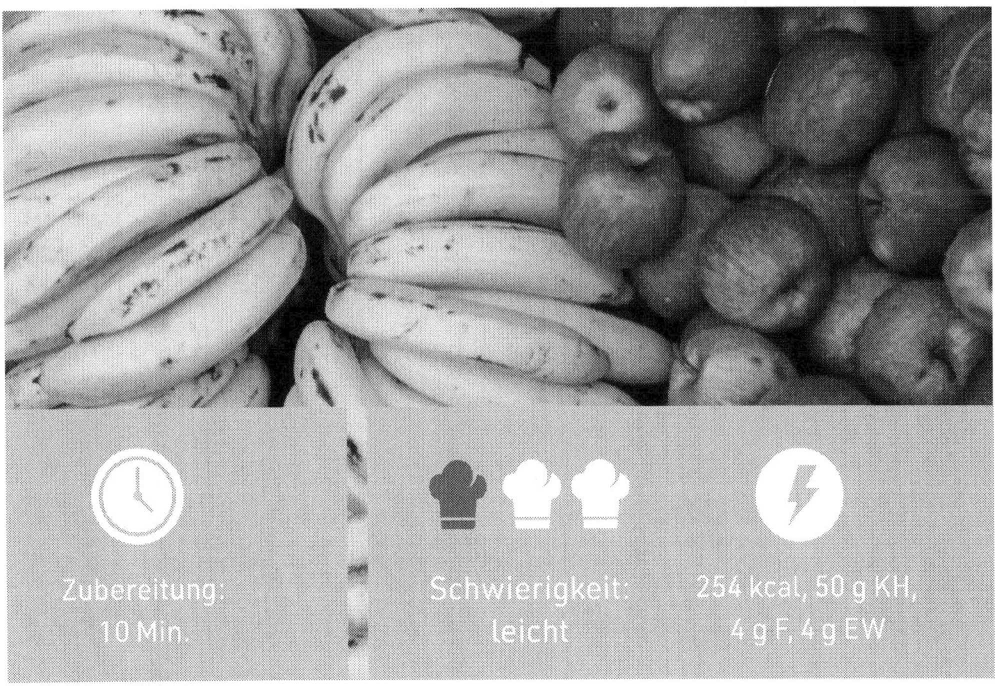

Zubereitung:
10 Min.

Schwierigkeit:
leicht

254 kcal, 50 g KH,
4 g F, 4 g EW

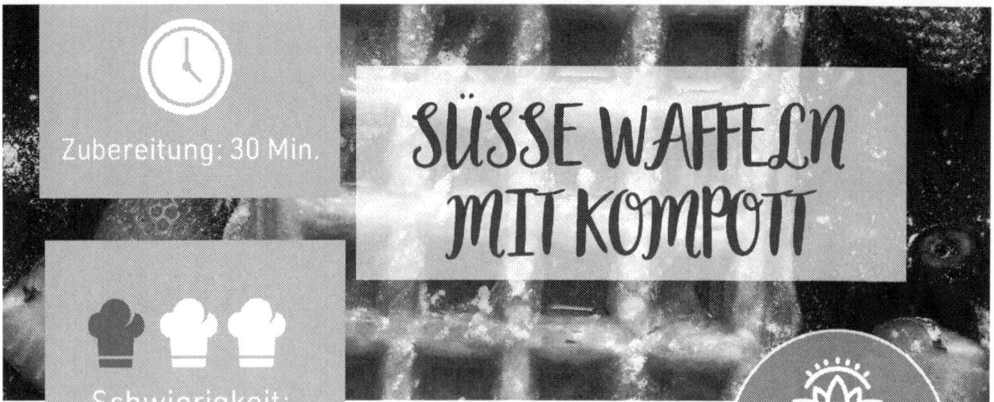

SÜSSE WAFFELN MIT KOMPOTT

Zubereitung: 30 Min.

Schwierigkeit: leicht

156 kcal, 16 g KH, 6 g F, 4 g EW

PRAL-Wert p.P.: -10,2

FÜR 2 PERSONEN

300 g Erdbeeren
1 EL Chiasamen
1 EL gehobelte Mandelblättchen
2 EL gekeimtes Buchweizenmehl
1 Prise Zimt
8 EL Wasser
2 Stangen Rhabarber
1 TL Kokosblütenzucker
1 EL Flohsamenschalen
½ TL Kartoffelstärke

1. Rhabarber schälen, putzen und würfeln. Schale nicht wegwerfen!
2. Erdbeeren waschen, die Strünke entfernen und Erdbeeren vierteln.
3. Rhabarberschale mit Kokosblütenzucker in einem Topf aufkochen, danach abseihen und die Flüssigkeit aufheben.
4. Flüssigkeit mit Kartoffelstärke abbinden und die Rhabarberwürfel anschließend darin aufkochen. Der Rhabarber sollte noch einen leichten Biss haben.
5. Flohsamenschalen, Chiasamen, gekeimtes Buchweizenmehl und Wasser miteinander vermischen.
6. Zimt, Kokosblütenzucker und Mandelblättchen nun ebenfalls mit der eben angerührten Masse vermischen.
7. Waffeleisen erhitzen und falls erforderlich mit etwas Öl einreiben.
8. Erdbeeren mit den abgekühlten Rhabarberwürfeln vermischen.
9. Waffeln nacheinander im Waffeleisen ausbacken.
10. Waffeln auf zwei Teller verteilen und mit dem Rhabarber-Erdbeer-Kompott übergießen.

SÜSSKARTOFFELBOWL

1. Ofen auf 180 Grad Unter- und Oberhitze erwärmen.
2. Süßkartoffeln kurz putzen, in etwa ein Zentimeter kräftige Stücke schneiden und auf ein Backblech legen.
Das Backblech sollte mit Backpapier ausgelegt sein.
3. Kartoffeln für circa 30 Minuten in den Ofen geben. Kartoffeln nach 15 Minuten einmal wenden. Nach der vollen Zeit sollten sie gar sein.
4. Kartoffeln aus dem Ofen herausnehmen und kurz zum Abkühlen beiseitestellen. Dann die Schale der Kartoffeln entfernen.
5. Die Kartoffeln in ein Gefäß geben und mit einer Gabel zerdrücken.
6. Milch sowie Zimt und Süßungsmittel zu den Kartoffeln geben und alles gut verrühren. Sollte die Masse noch zu dick sein, einfach etwas Leitungswasser beifügen.
7. Masse in zwei Schälchen verteilen.
8. Die Schale der Banane entfernen und die Banane in feine Scheiben schneiden.
9. Heidelbeeren abwaschen
10. Bananenscheiben, Heidelbeeren und Mandelmus gleichmäßig auf die beiden Schälchen verteilen.

FÜR 2 PERSONEN

- 50 ml pflanzliche Milch
- 1 EL Süßungsmittel
- 300 g Süßkartoffeln
- 1 EL Mandelmus
- 2 EL Heidelbeeren
- 1 Banane
- ½ TL Zimt

Zubereitung:
40 Min.davon
5 Min. Arbeitszeit
35 Min. Wartezeit

Schwierigkeit:
leicht

232 kcal, 48 g KH,
2 g F, 4 g EW

PRAL-Wert p.P.:
-12,5

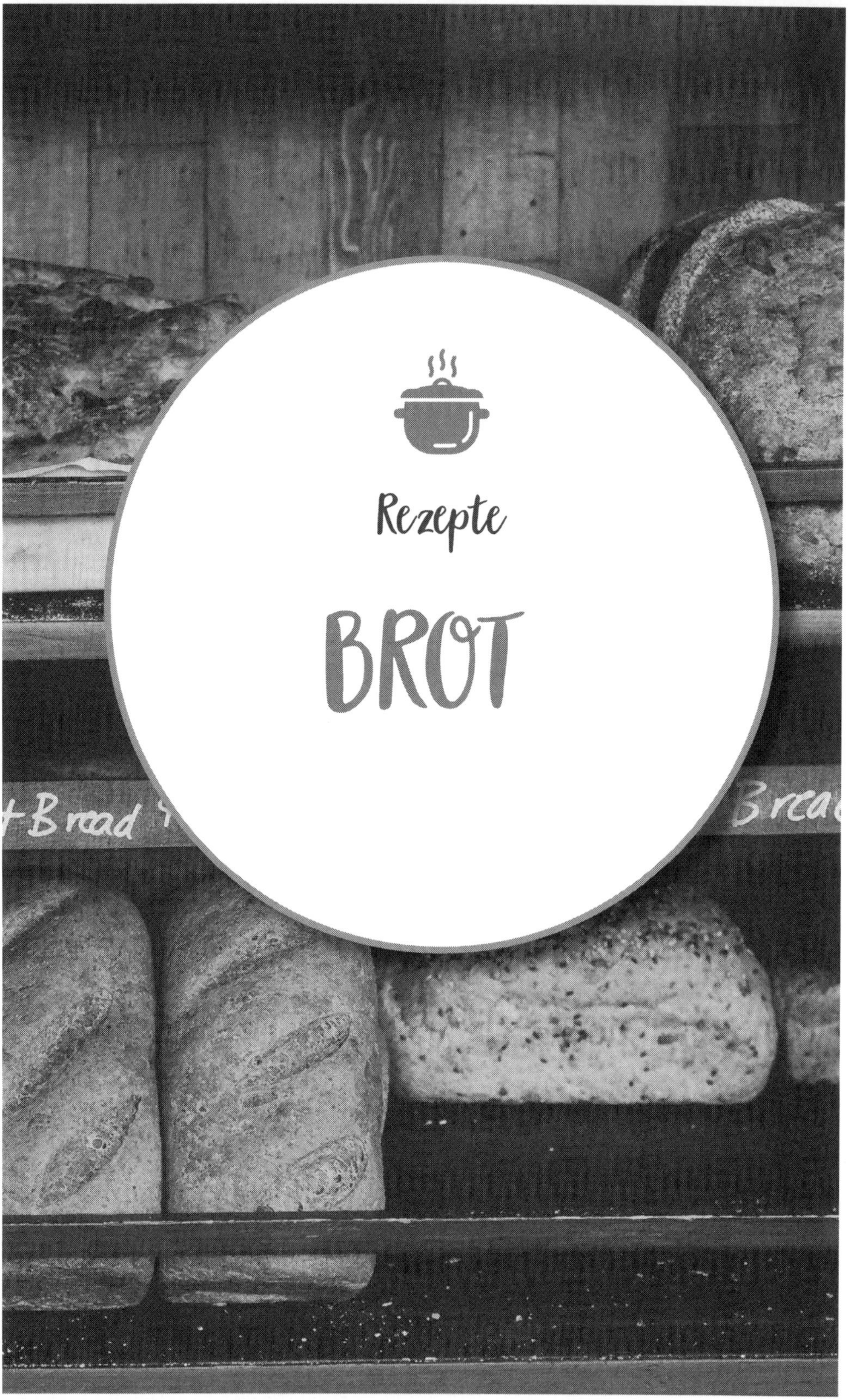

Rezepte

BROT

DINKELBROT

Zubereitung:
85 Min. davon
10 Min. Arbeitszeit
und 75 Min. Wartezeit

Schwierigkeit:
leicht

Pro Brot:
2091 kcal, 323 g KH,
62 g F, 45 g EW

Pro Scheibe
(ca. 40 g):
68 kcal, 11 g KH,
2 g F, 2 g EW

BROT

PRAL-Wert pro Scheibe: +1,6

FÜR 1 BROT

1 Tasse	Quinoa-Mehl
2 ½ Tassen	Dinkelmehl
1 ½ TL	Backpulver
750 ml	Mandelmilch (ungesüßt)
2 TL	gemahlene Flohsamenschalen
½ Tasse	Kokosöl
½ Tasse	frische Kräuter (z. B. Basilikum, Schnittlauch, Rosmarin…)
1 TL	Meersalz

1. Den Ofen auf 180 Grad Unter- und Oberhitze vorheizen.
2. Backform (etwa 10 cm x 20 cm) mit etwas Kokosöl einfetten.
3. Quinoa-Mehl, Dinkelmehl, Backpulver, Flohsamenschalen, Kräuter sowie das Salz mithilfe eines Mixers vermischen.
4. Milch und Kokosöl nun ebenfalls dem Mixer beifügen und alles so lange mischen, bis ein glatter Teig entsteht.
5. Teig in die Backform geben und für etwa 75 Minuten in den Ofen schieben.
6. Brot vor dem Verzehr kurz abkühlen lassen.

ZUCCHINI-BROT

Zubereitung: 50 Min.
davon 20 Min.
Arbeitszeit und
30 Min. Wartezeit

Schwierigkeit:
leicht

Pro Brot:
3725 kcal, 147 g KH,
295 g F, 90 g EW

Pro Scheibe
(ca. 40 g):
72 kcal, 3 g KH,
6 g F, 2 g EW

FÜR 1 BROT

100 g	Mandeln
2	Zwiebeln
100 g	Dinkelmehl
1000 g	Zucchini
1	Knoblauchzehe
150 g	Walnüsse
100 g	Kokosraspeln
1 TL	gemahlenen Kümmel
150 ml	Wasser
1 EL	Koriander (gemahlen)
4 EL	Olivenöl
1 Prise	Cayennepfeffer
80 ml	Kokosmilch
1 EL	Meersalz

1. Ofen auf 200 Grad Unter- und Oberhitze erwärmen.
2. Zucchini putzen und in Würfel schnippeln.
3. Mandeln und Walnüsse klein hacken.
4. Schale von Zwiebeln sowie Knoblauch entfernen und je in zarte Stücke hacken.
5. Drei Esslöffel Öl in einer Pfanne erwärmen und die Zwiebeln darin andünsten.
6. Knoblauch, Kümmel und Koriander nun der Pfanne beifügen und für circa eine halbe Minute mit dünsten.
7. Einen Esslöffel Öl in einer zweiten Pfanne erwärmen und die Zucchiniwürfel darin anbraten. Die Würfel sollten dann leicht bräunlich aussehen.
8. Alle aufgeführten Zutaten in Gefäß füllen und zu einem Teig verkneten.
9. Backform (etwa 10 cm x 20 cm) mit etwas Kokosöl einfetten.
10. Teigmasse in die Form umfüllen und für circa 30 Minuten backen.
11. Brot vor dem Genuss abkühlen lassen.

PRAL-Wert
pro Scheibe:
-0,4

KARTOFFELBROT

FÜR 1 BROT

1 Würfel	Hefe (etwa 42 g)
500 g	Dinkelmehl
500 g	Kartoffeln (mehligkochend)
1 EL	Rapsöl
3 TL	Salz

PRAL-Wert pro Scheibe: +0,4

1. Wasser mit einem Teelöffel Salz in einem Topf erhitzen und die Kartoffeln darin kochen, sodass die Kartoffeln durch sind.
2. Kartoffelwasser abgießen, Schale entfernen und zum Abkühlen beiseitestellen.
3. Kartoffeln dann raspeln und fein pressen.
4. Hefe in 200 Milliliter Wasser auflösen.
5. Hefe und Kartoffeln miteinander vermischen.
6. Zwei Teelöffel Salz sowie das Mehl nun ebenfalls mit der Kartoffelmasse gründlich vermischen und alles gründlich kneten, sodass ein Teig entsteht.
7. Laib formen und für etwa 30 Minuten zugedeckt an einen warmen Ort stellen.
8. Ofen auf 200 Grad vorheizen.
9. Brot für circa 50 Minuten im Ofen backen.
10. Wenn das Brot eine braune Kruste hat, ist es fertig und kann aus dem Ofen genommen werden. Vor dem Verzehr unbedingt etwas abkühlen lassen.

Zubereitung:
90 Min. davon
20 Min. Arbeitszeit
und 70 Min. Wartezeit

Schwierigkeit:
leicht

Pro Brot:
2283 kcal, 429 g KH,
19 g F, 80 g EW

Pro Scheibe
(ca. 40 g):
86 kcal, 16 g KH,
9 g F, 3 g EW

TOMATEN-OLIVEN-BROT

Zubereitung:
90 Min. davon
20 Min. Arbeitszeit
und 70 Min. Wartezeit

Schwierigkeit:
leicht

Pro Brot:
2668 kcal, 363 g KH,
93 g F, 80 g EW

Pro Scheibe
(ca. 40 g):
133 kcal, 18 g KH,
46 g F, 4 g EW

PRAL-Wert
pro Scheibe:
+0,7

FÜR 1 BROT

360 ml	Wasser
500 g	Dinkelmehl
70 g	getrocknete Tomaten
70 g	Oliven
½	Peperoni
1 TL	Basilikum (getrocknet)
1 TL	Oregano (getrocknet)
1	Hefewürfel
4 EL	Olivenöl
½ TL	Sesam
½ TL	Kreuzkümmel
3 EL	Tomatenmark

1. 350 Milliliter Wasser erwärmen, sodass es lauwarm ist.
2. Hefewürfel und Tomatenmark in dem Wasser auflösen und gut verrühren.
3. Dinkelmehl dazugeben und nochmals gut verrühren.
4. Den Teig nun gut durchkneten. Danach circa 30 Minuten an einen warmen Ort stellen. Das Brot währenddessen mit einem Tuch abdecken.
5. Oliven, getrocknete Tomaten und Peperoni in feine Stücke schneiden.
6. Teig auf die Arbeitsfläche legen und zu einem flachen Rechteck rollen.
7. Die Schale vom Knoblauch entfernen und den Knoblauch in ein Gefäß pressen.
8. 2 Esslöffel Öl zu dem Knoblauch geben und gut verrühren.
9. Den Teig mit dem Knoblauchöl dünn bestreichen.

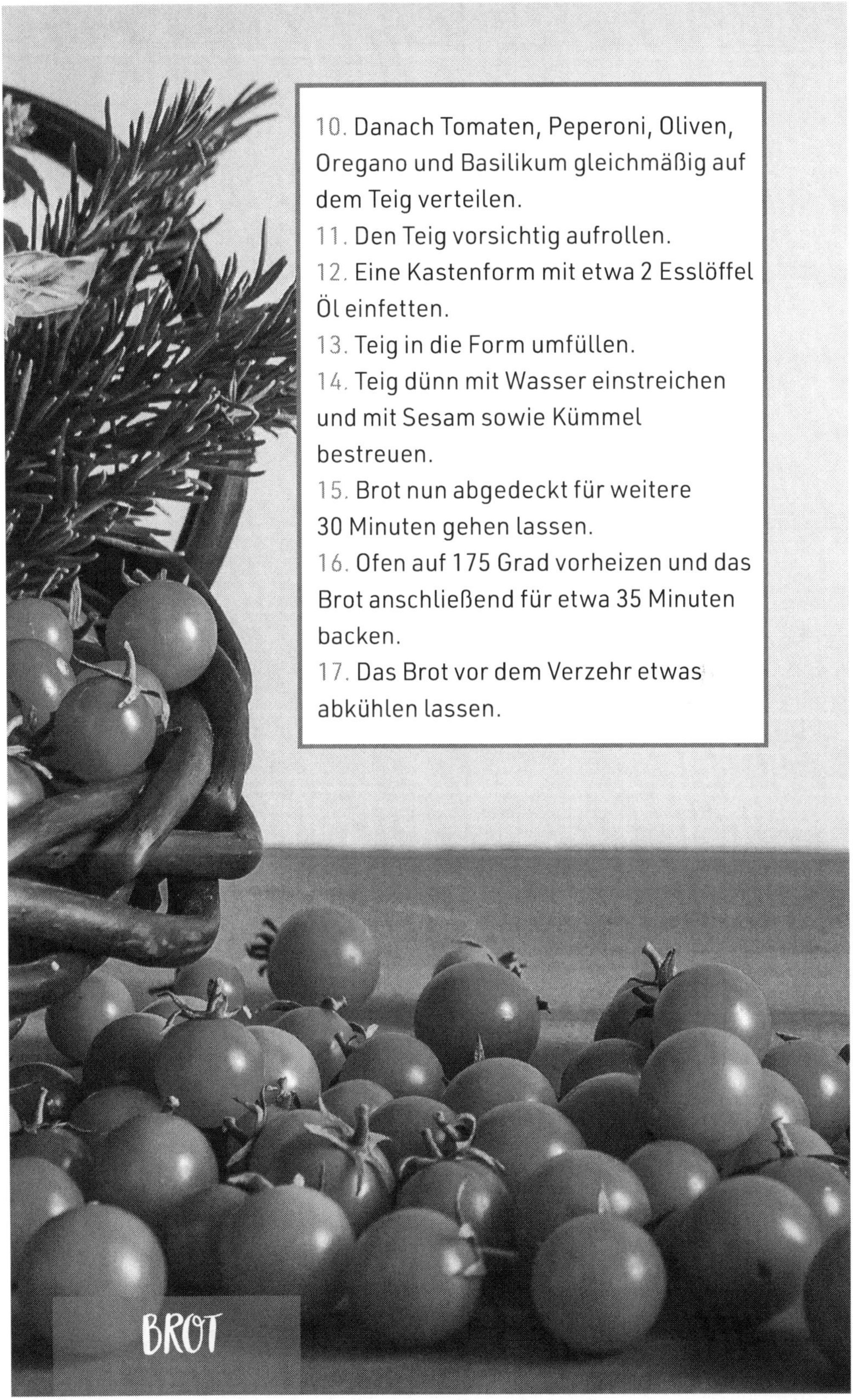

10. Danach Tomaten, Peperoni, Oliven, Oregano und Basilikum gleichmäßig auf dem Teig verteilen.
11. Den Teig vorsichtig aufrollen.
12. Eine Kastenform mit etwa 2 Esslöffel Öl einfetten.
13. Teig in die Form umfüllen.
14. Teig dünn mit Wasser einstreichen und mit Sesam sowie Kümmel bestreuen.
15. Brot nun abgedeckt für weitere 30 Minuten gehen lassen.
16. Ofen auf 175 Grad vorheizen und das Brot anschließend für etwa 35 Minuten backen.
17. Das Brot vor dem Verzehr etwas abkühlen lassen.

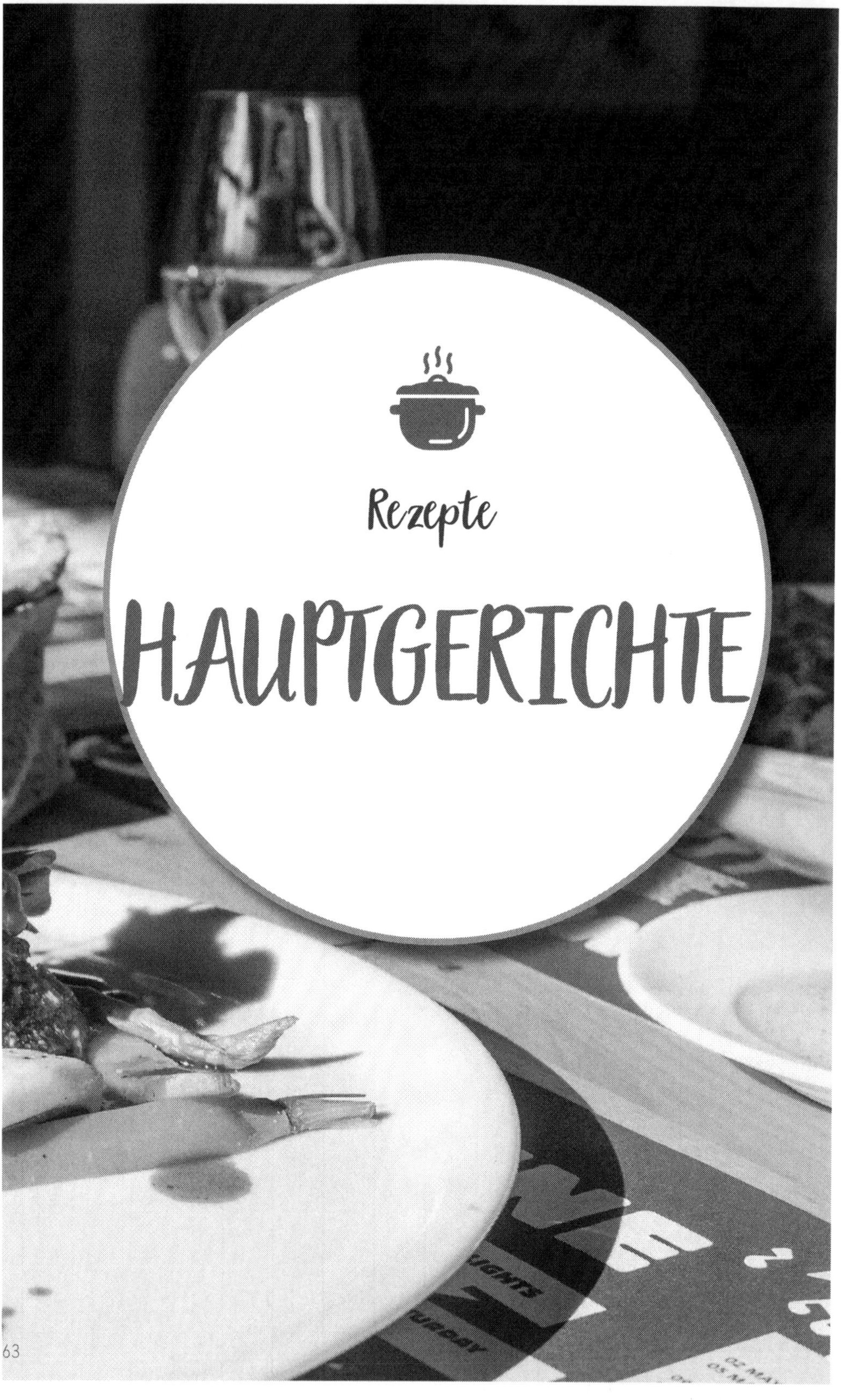

Rezepte

HAUPTGERICHTE

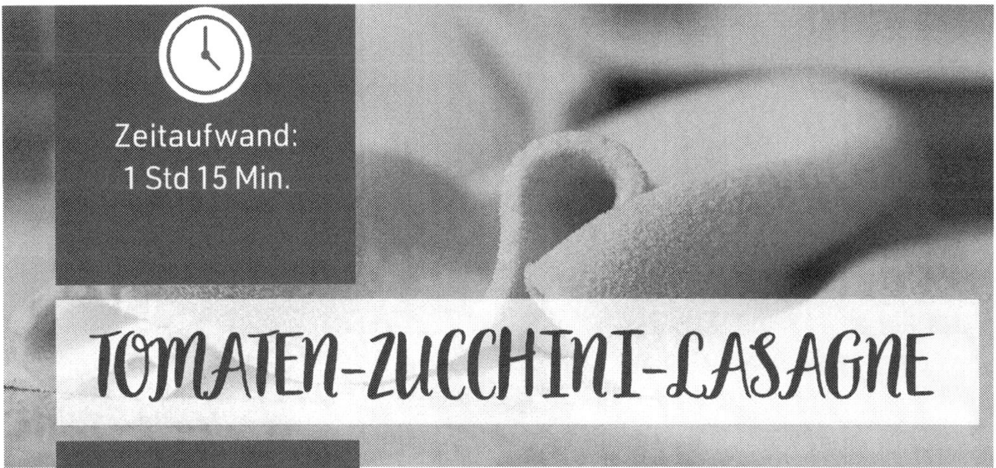

Zeitaufwand:
1 Std 15 Min.

TOMATEN-ZUCCHINI-LASAGNE

Schwierigkeit:
leicht

510 kcal, 34 g KH,
30 g F, 34 g EW

PRAL-Wert p.P.:
+1,1

HAUPTGERICHTE

FÜR 2 PERSONEN

Zutaten:

½ TL	Öl
240 g	Zucchini
1 kleine	Zwiebel
20 g	Margarine
20 g	Mehl
1	Knoblauchzehe
250 g	Tomaten
60 g	Gouda (gerieben)
2 TL	Tomatenmark
40 g	Schlagsahne
1	Ei
85 g	Ricotta
3	Lasagneplatten
1 Prise	Salz
½ TL	getrocknetes Basilikum
½ TL	Edelsüßpaprikapulver
1 Prise	schwarzer Pfeffer

Fett für die Form (z.B. Kokosfett)

1. Zucchini abwaschen und in zarte Scheiben schneiden.
2. Pfanne mit dem Öl erhitzen, die Zucchinischeiben beifügen und mit schwarzem Pfeffer, Salz sowie Basilikum würzen. Kurz anbraten und die Pfanne anschließend wieder vom Herd nehmen.
3. Zwiebel plus Knoblauch schälen und in einer anderen Pfanne glasig dünsten.
4. Pfanneninhalt mit Mehl bepudern und anschwitzen.
5. Tomaten gründlich abwaschen, in circa 1 Zentimeter x 1 Zentimeter kleine Stücke schneiden und mit Zwiebeln sowie Knoblauch in der Pfanne verrühren.
6. Tomatenmark ebenfalls beifügen und gründlich verrühren.
7. Pfanneninhalt aufkochen und mit ein wenig Pfeffer, Salz und Paprikapulver abschmecken.
8. Sahne, Ei und Ricotta miteinander verrühren und nochmals mit einer Prise Salz und einer Prise Pfeffer würzen.
9. Ofenfeste Form gründlich einfetten.
10. Etwas von der eben angerührten Sahnemischung in die Form geben, sodass der Boden leicht bedeckt ist.
11. 1 ½ Lasagneplatten darauflegen und anschließend eine Hälfte der Tomatensoße darüber gießen.
12. Die Hälfte der Zucchini nun auf der Tomatensoße verteilen.
13. Etwa 20 g vom Käse darüber streuen.
14. Als Nächstes erneut die Sahnemischung, die Lasagne, dann die Tomatensoße, die Zucchinischeiben und abschließend den übrigen Käse in der Form schichtweise verteilen.
15. Die Form nun in den Ofen schieben und für etwa 45 Minuten bei 175 Grad (E-Herd) oder 150 Grad bei Umluft backen.
16. Form nach dieser Zeit aus dem Ofen nehmen und vor dem Verzehr kurz abkühlen lassen.

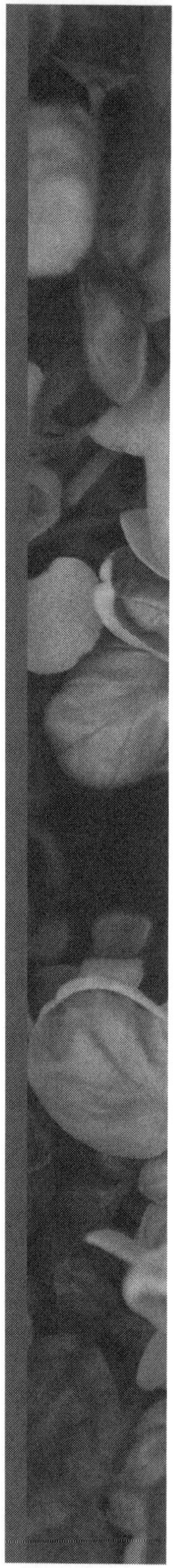

SEELACHS MIT ZUCCHINI UND KARTOFFELN

PRAL-Wert p.P.: -2,69

FÜR 2 PERSONEN

200 g	Seelachs
1 TL	Salz
½ TL	bunter Pfeffer
2	Zucchini
1 EL	Chili-Öl
320 g	Kartoffeln

1. Kartoffeln schälen.
2. Wasser mit etwa einem halben Teelöffel Salz in einen Topf fügen und die Kartoffeln darin kochen. Die Kartoffeln müssen dann durch sein. Danach Wasser abgießen.
3. Zucchini waschen, dann in Würfel zerschneiden.
4. Pfanne mit Öl erwärmen und die Zucchiniwürfel in der Pfanne anbraten.
5. Fisch mit Pfeffer sowie Salz würzen. Nach circa fünf Minuten Bratzeit der Zucchini den Fisch der Pfanne beifügen und anbraten.
6. Alles auf zwei Tellern anrichten.

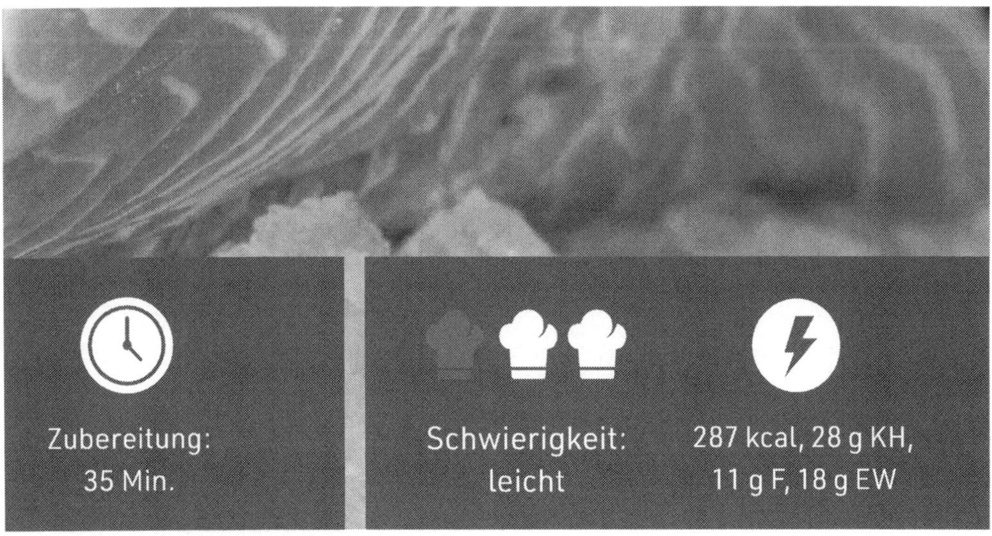

Zubereitung: 35 Min.

Schwierigkeit: leicht

287 kcal, 28 g KH, 11 g F, 18 g EW

ÜBERBACKENER BLUMENKOHL

Zubereitung: 1 Std.

Schwierigkeit: leicht

438 kcal, 25 g KH, 28 g F, 16 g EW

PRAL-Wert p.P.: +0,7

FÜR 2 PERSONEN

150 g	Erbsen (aus dem Tiefkühler)
310 g	Blumenkohl
15 g	Margarine oder Butter
15 g	Buchweizenmehl
¼ l	Milch (1,5 %)
	Fett für die Form
1 TL	Fett für die Soße
1 TL	Salz
½ TL	Currypulver
¼ TL	Muskat
75 g	Crème fraîche
1	Eigelb

1. Den Blumenkohl abwaschen und in seine Röschen zerteilen.
2. Kochtopf mit einem halben Teelöffel Salz zum Kochen bringen. Den Blumenkohl für circa fünf Minuten blanchieren.
3. Das Blumenkohlwasser durch ein Sieb abgießen und ¼ Liter davon in einem Gefäß aufbewahren.
4. Auflaufform gut einfetten und anschließend den Blumenkohl und die Erbsen in der Form verteilen.
5. Ein Teelöffel Fett in einem Topf erhitzen und Mehl darin anschwitzen.
6. Soße mit dem Blumenkohlwasser sowie der Milch ablöschen und kurz aufkochen.
7. Die Soße mit Curry, Salz und Muskat würzen.

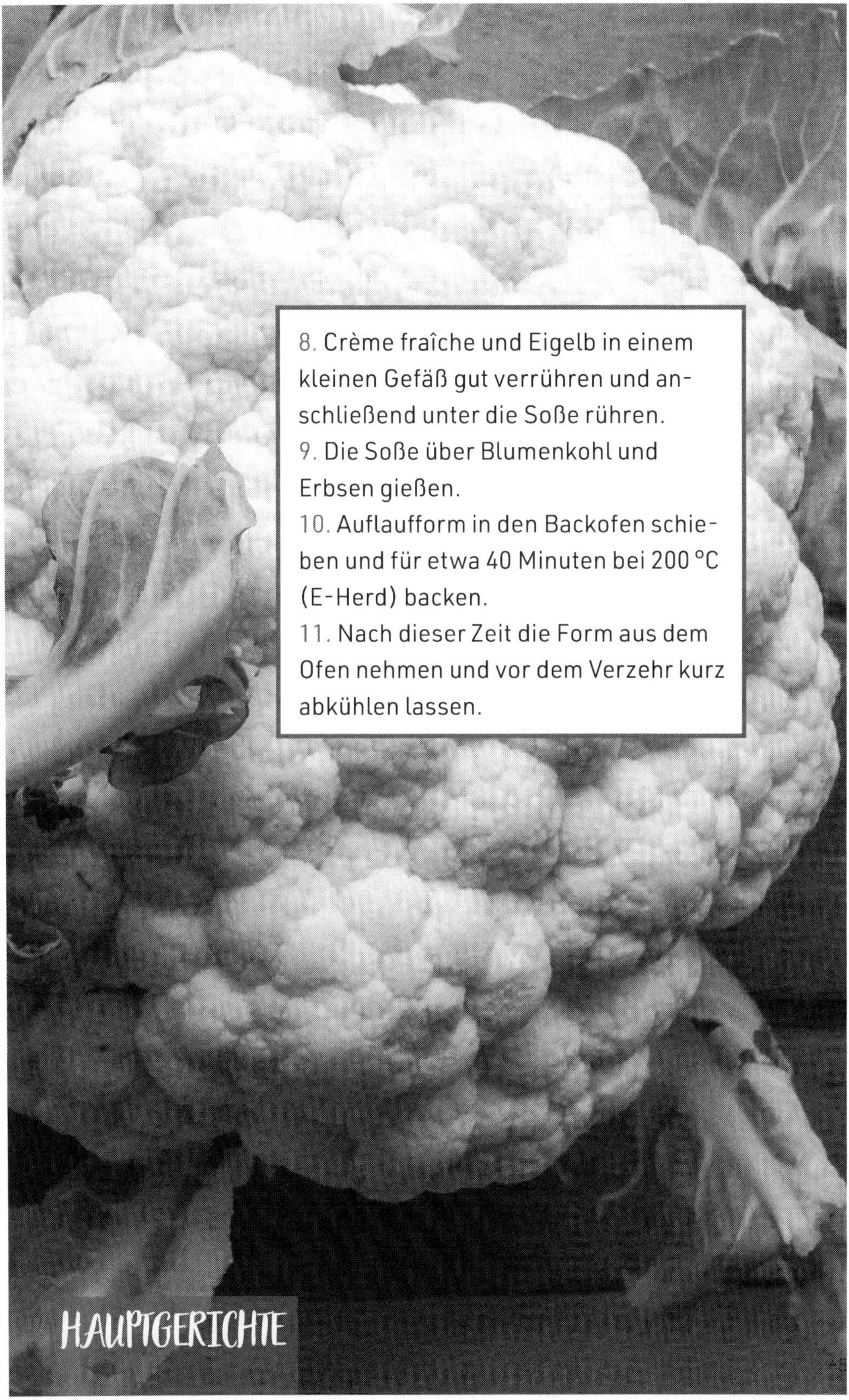

8. Crème fraîche und Eigelb in einem kleinen Gefäß gut verrühren und anschließend unter die Soße rühren.
9. Die Soße über Blumenkohl und Erbsen gießen.
10. Auflaufform in den Backofen schieben und für etwa 40 Minuten bei 200 °C (E-Herd) backen.
11. Nach dieser Zeit die Form aus dem Ofen nehmen und vor dem Verzehr kurz abkühlen lassen.

GEMÜSEPFANNE MIT KNOBLAUCH

FÜR 2 PERSONEN

125 g	Zucchini
2 EL	saure Sahne
240 g	Lauchzwiebeln
100 g	Möhren
2 EL	Olivenöl
1	Knoblauchzehe
150 g	Paprikaschote
¾ TL	Salz
1 TL	Rosmarin
1 TL	Oregano
150 g	Joghurt (1,5 % Fett)
2 Prisen	schwarzer Pfeffer
1 TL	Thymian

PRAL-Wert p.P.: -16,9

1. Zucchini, Möhren, Paprika sowie Lauch gut putzen und anschließend alles in kleine Stücke schneiden.
2. Pfanne mit einem Esslöffel Olivenöl erwärmen und das Gemüse für circa 15 Minuten bei mäßiger Wärme garen.
3. Gemüse nach dieser Zeit mit etwa einen halben Teelöffel Salz, eine Prise Pfeffer, Thymian, Oregano, Rosmarin und Oregano würzen.
4. Für den Dip die saure Sahne, den Joghurt und einen Esslöffel Olivenöl miteinander verrühren.
5. Knoblauch schälen und eine Zehe über den eben vermischten Zutaten auspressen.
6. Dip mit ¼ Teelöffel Salz und einer Prise Pfeffer würzen.
7. Gemüse auf Teller verteilen und gemeinsam mit dem Dip servieren.

Zubereitung:
30 Min.

Schwierigkeit:
leicht

284 kcal, 21 g KH,
18 g F, 7 g EW

SCHWEINE-BRATEN MIT KARTOFFELN

3 Std. 15 Min. davon 30 Min. Arbeitszeit und 2 Std. 30 Min. Wartezeit zuzüglich einer Nacht zum Durchziehen

Schwierigkeit: mittel

565 kcal, 40 g KH, 6 g F, 36 g EW

PRAL-Wert p.P.: +1,7

HAUPTGERICHTE

FÜR 2 PERSONEN

300 g	Schweinebraten (Nacken, Schulter oder Rücken)
250 ml	Pilsener (Bier)
2 EL	Senf
1	Zwiebel
1 TL	Rosmarin
2	Würfel Fleischbrühe
350 g	Kartoffeln
1 TL	Walnussöl
1 TL	Salz
½ TL	Knoblauchpulver
½ TL	Pfeffer (schwarz)
2 EL	Rapsöl

1. Schale von den Zwiebeln entfernen und in zarte Stücke hacken.
2. Braten waschen und anschließend trocknen.
3. Den Braten in das Bier einlegen und mit dem Pfeffer, Knoblauch, Senf, Zwiebel und einer Prise Salz würzen.

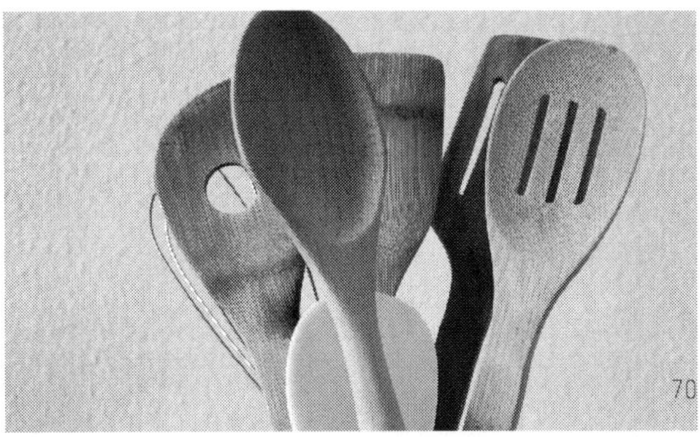

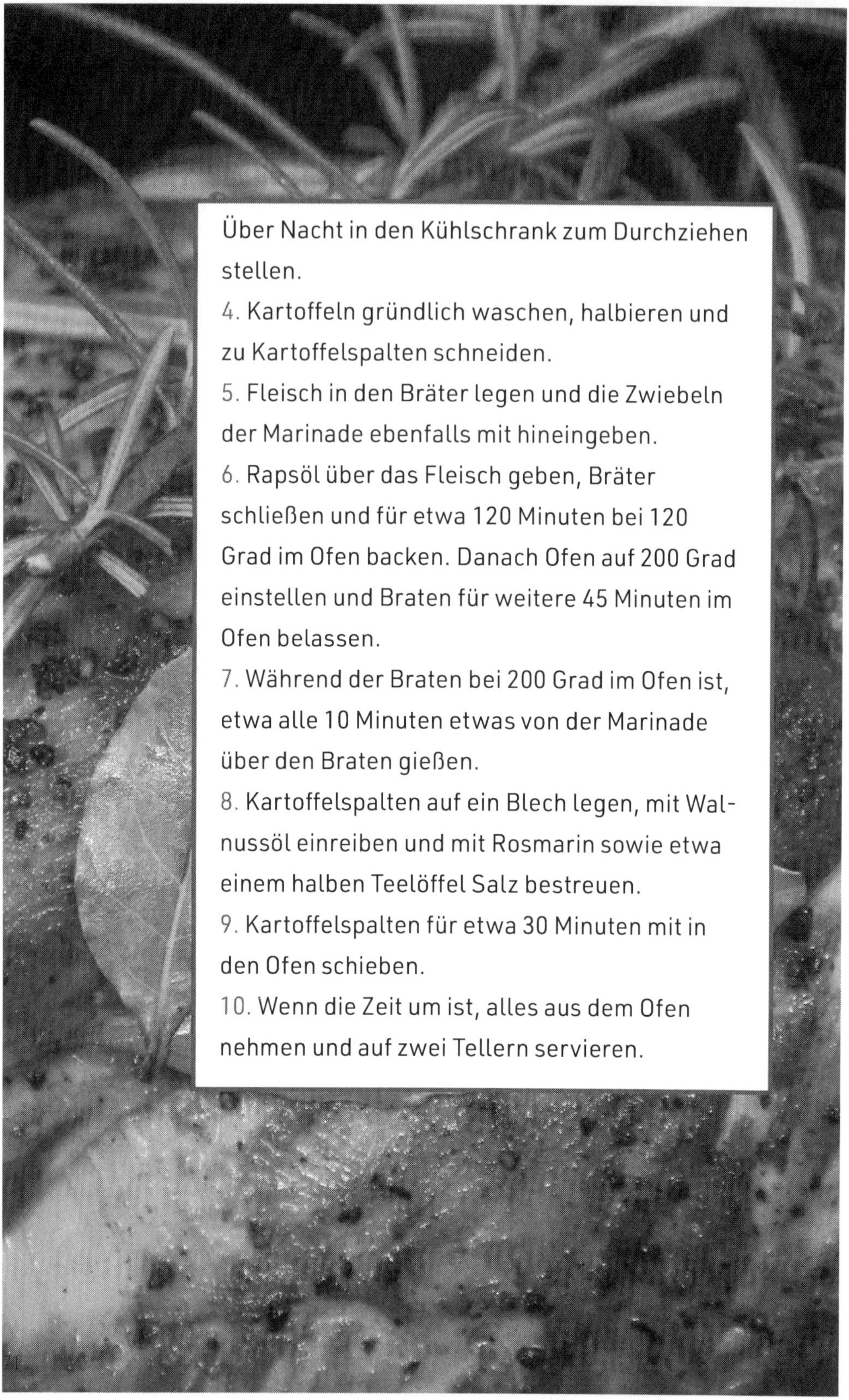

Über Nacht in den Kühlschrank zum Durchziehen stellen.

4. Kartoffeln gründlich waschen, halbieren und zu Kartoffelspalten schneiden.
5. Fleisch in den Bräter legen und die Zwiebeln der Marinade ebenfalls mit hineingeben.
6. Rapsöl über das Fleisch geben, Bräter schließen und für etwa 120 Minuten bei 120 Grad im Ofen backen. Danach Ofen auf 200 Grad einstellen und Braten für weitere 45 Minuten im Ofen belassen.
7. Während der Braten bei 200 Grad im Ofen ist, etwa alle 10 Minuten etwas von der Marinade über den Braten gießen.
8. Kartoffelspalten auf ein Blech legen, mit Walnussöl einreiben und mit Rosmarin sowie etwa einem halben Teelöffel Salz bestreuen.
9. Kartoffelspalten für etwa 30 Minuten mit in den Ofen schieben.
10. Wenn die Zeit um ist, alles aus dem Ofen nehmen und auf zwei Tellern servieren.

Zeitaufwand:
2 Std. 25 Min. davon
25 Min. Arbeitszeit
und 2 Std. Wartezeit

PRAL-Wert p.P.:
+1,5

RINDFLEISCH IN TEE MARINIERT

Schwierigkeit:
mittel

513 kcal, 83 g KH,
16 g F, 8 g EW

FÜR 2 PERSONEN

Schwarzer Tee	
50 ml	Wasser
1 EL	Sojasoße
10 g	Ingwer
250 g	Beefsteak
50 g	Shiitakepilze
100 g	Lauch
2 EL	Rapsöl
50 g	Chinakohl
1 TL	Sesamöl
1 Stiel	Koriander (frisch)
1	Knoblauchzehe
1 kleine	Möhre
½	Paprika (rot)

1. 50 Milliliter Wasser aufkochen und über den schwarzen Tee gießen. Mindestens sechs Minuten ziehen und dann abkühlen lassen.
2. Knoblauch sowie Ingwer schälen und beides in feine Stücke hacken.
3. Den kalten Tee mit dem Sesamöl, der Sojasoße, dem Knoblauch sowie dem Ingwer vermischen.
4. Fleisch kurz abwaschen, trocken tupfen und in etwa einen halben Zentimeter dicke Stücke schneiden. Anschließend mit

einem Schnitzelklopfer platt klopfen.
5. Fleisch zusammen mit der bereits angerührten Marinade in einen Gefrierbeutel packen und alles gut vermischen. Den Gefrierbeutel dann für zwei Stunden in den Kühlschrank legen.
6. Möhre und Paprika abwaschen und in zarte Streifen schneiden.
7. Pilze putzen und bei Bedarf vierteln beziehungsweise halbieren.
8. Chinakohl, Koriander sowie Lauch abwaschen, abtropfen lassen und in feine Stücke schneiden.
9. Rindfleisch aus Marinade herausnehmen und kurz abtropfen lassen.
10. Wok mit einem Esslöffel Rapsöl erwärmen und das Fleisch für circa drei Minuten anbraten, bis es durch ist. Anschließend aus dem Wok nehmen.
11. Einen weiteren Esslöffel Öl in den Wok gießen und das komplette Gemüse kurz darin anbraten.
12. Inhalt des Woks mit der Marinade ablöschen und alles kurz aufkochen lassen.
13. Fleisch dann wieder untermischen, alles gründlich verrühren und auf zwei Tellern anrichten.

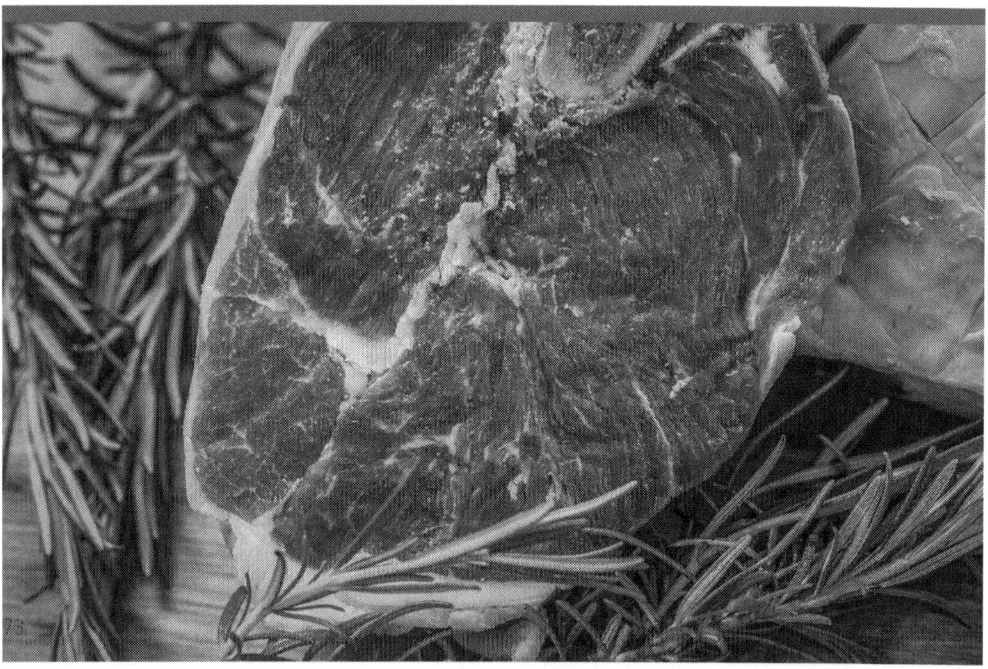

Zeitaufwand:
35 Min.

ZUCCHINI-SPAGHETTI

Schwierigkeit:
mittel

261 kcal, 18 g KH,
16 g F, 10 g EW

PRAL-Wert p.P.:
-20,9

FÜR 2 PERSONEN

Zutaten:

680 g	Zucchini
200 g	Cherry-Tomaten
250 g	Tomaten
1	Knoblauchzehe
2	Frühlingszwiebeln
3 EL	Olivenöl
1 EL	Edelhefeflocken
2 EL	Mandelmus
300 ml	Gemüsebrühe
1 Prise	Vanillepulver
1 TL	Sojasoße
10 g	Basilikum (frisch)
1 TL	Apfelessig
2 TL	Yaconsirup
1 EL	Tomatenmark
½ TL	Salz
½ TL	Pfeffer (schwarz)

1. Zucchini waschen und mit einem Spiralschneider zu Spaghetti verarbeiten.
2. Tomaten und Cherry-Tomaten abwaschen und in circa ein Zentimeter kleine Stücke schneiden.
3. Frühlingszwiebeln waschen und schneiden, sodass Ringe entstehen. Den grünen und den weißen Teil nach dem Schneiden trennen.
4. Schale vom Knoblauch entfernen und Knoblauch fein hacken.
5. Pfanne mit einem Esslöffel Olivenöl erwärmen und den weißen Teil der Frühlingszwiebeln für circa zwei Minuten darin anbraten.
6. Tomatenmark plus Knoblauch anschließend der Pfanne beifügen und kurz mit andünsten.
7. Pfanneninhalt mit der Gemüsebrühe ablöschen und Yaconsirup, Tomatenstücke (nicht die Cherry-Tomaten), Sojasoße sowie Vanille hinzufügen und gut verrühren.
8. Alles aufkochen lassen und mit Salz plus Pfeffer würzen.
9. Hitze reduzieren und für zehn Minuten köcheln lassen.
10. Basilikum kurz abwaschen und in feine Stücke hacken.
11. Danach Edelhefeflocken, Apfelessig, Mandelmus, Cherry-Tomaten, das Grüne der Frühlingszwiebeln sowie das Basilikum in die Soße verrühren und bei Bedarf nochmals mit Salz plus Pfeffer würzen.
12. Hitze reduzieren, sodass Pfanneninhalt warmgehalten wird.
13. In einer zweiten Pfanne zwei Esslöffel Olivenöl erhitzen und die Zucchini-Spaghetti für etwa drei Minuten kurz anbraten.
14. Zucchini-Spaghetti auf zwei Tellern verteilen und mit Tomatensoße übergießen.

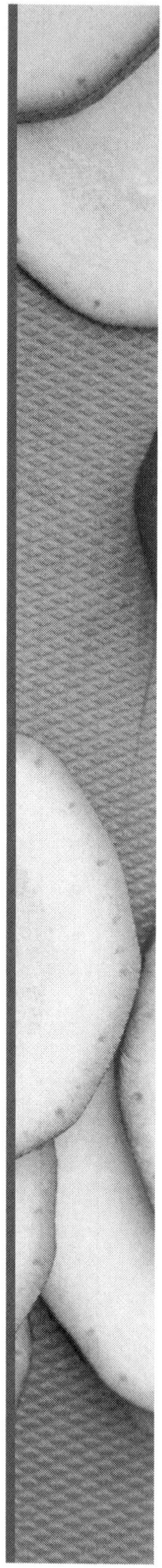

HACKFLEISCHPFANNE

FÜR 2 PERSONEN

300 g Rinderhackfleisch

1 Zucchini	2 EL Chili-Öl
1 Möhre	½ TL Bärlauch-Salz
1 Kartoffel	5 g Ingwer
1 Paprika (rot)	½ TL Pfeffer (schwarz)
1 Stange Lauch	½ TL Paprikapulver
1 kleine Aubergine	

Zubereitung: 35 Min.

Schwierigkeit: leicht

601 kcal, 21 g KH, 40 g F, 35 g EW

1. Zucchini, Paprika, Aubergine, Möhre und Lauch waschen und abtropfen lassen.
2. Kartoffeln schälen oder sehr gründlich waschen.
3. Lauch in zarte Ringe schnippeln.
4. Kerne der Paprika entfernen und die Paprika in zarte Streifen schneiden.
5. Zucchini, Möhren, Kartoffeln sowie Aubergine in circa 1 Zentimeter kleine Würfel schneiden.
6. Pfanne mit Chili-Öl erwärmen und Möhren sowie Kartoffeln andünsten.
7. Nach etwa fünf Minuten das Hackfleisch mit in die Pfanne geben, alles gut verrühren und Deckel auf die Pfanne legen.
8. Etwa fünf weitere Minuten später die Zucchini, Aubergine sowie Paprika ebenfalls der Pfanne beifügen und nochmals verrühren. Pfanne danach wieder verschließen.
9. Ungefähr erneute fünf Minuten später die Lauchringe in die Pfanne geben, nochmals alles gründlich verrühren und für etwa zwei Minuten bei geschlossenem Deckel in der Pfanne belassen.
10. Pfanneninhalt auf zwei Tellern anrichten.

PRAL-Wert p.P.: +0,6

RINDFLEISCH MIT GRÜNEN BOHNEN

Zubereitung: 1 Std, davon 30 Min. Arbeitszeit und 1 St. Wartezeit

Schwierigkeit: leicht

308 kcal, 9 g KH, 16 g F, 30 g EW

FÜR 2 PERSONEN

4 EL	Sojasoße
2 EL	Öl
250 g	Rinderfilet
250 g	Bohnen
1 EL	Currypaste
1 ½ Stängel	Zitronengras
1 TL	Zucker
1 Prise	schwarzer Pfeffer

PRAL-Wert p.P.: +4,5

1. Rindfleisch abwaschen, trocken tupfen und in dünne Streifen zerschneiden.
2. Zwei Esslöffel Sojasoße mit Pfeffer vermischen.
3. Rindfleisch in ein Gefäß geben und die eben angerührte Marinade darüber gießen. Für eine Stunde im Kühlschrank aufbewahren.
4. Bohnen putzen sowie halbieren.
5. Topf mit Wasser erhitzen und die Bohnen für circa acht Minuten darin blanchieren.
6. Bohnen danach abgießen und kurz kalt abschrecken.
7. Zitronengras fein hacken und mit zwei Esslöffeln Sojasoße, Currypaste sowie dem Zucker verrühren.
8. Öl in einem Wok erhitzen und das Rindfleisch darin kurz anbraten. Die Hitze dann wieder verringern.
9. Bohnen ebenfalls in den Wok geben, mit der eben angerührten Soße ablöschen und alles gut verrühren.
10. Wok etwa für zwei Minuten bei mittlerer Hitze auf dem Herd belassen.
11. Zutaten gleichmäßig auf zwei Teller verteilen.

ROTE-LINSEN-CHILI

Zubereitung:
35 Min.

Schwierigkeit:
leicht

385 kcal, 52 g KH,
8 g F, 19 g EW

PRAL-Wert p.P.:
-4,1

HAUPTGERICHTE

FÜR 2 PERSONEN

200 g	passierte Tomaten
80 g	rote Linsen
160 ml	Wasser
1 Prise	Chilipulver
125 g	Kidneybohnen (aus der Dose)
125 g	Mais (aus der Dose)
1 Prise	schwarzer Pfeffer
1	Zwiebel
1 EL	Öl
1 Prise	Salz

1. Zwiebel schälen und in feine Stücke schneiden.
2. Topf mit Öl erwärmen und die Zwiebeln kurz darin anschwitzen.
3. Linsen kurz abwaschen und abtropfen lassen.
4. Wenn die Zwiebeln glasig sind, die Linsen dazugeben und ebenfalls für zwei Minuten mit anschwitzen.
5. Topfinhalt mit Wasser ablöschen und passierten Tomaten beifügen.

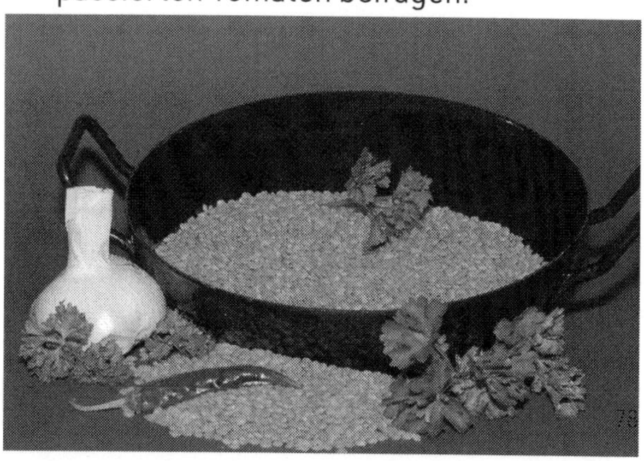

6. Alles nun für etwa zehn Minuten kochen, sodass die Linsen fast gar sind.

7. Mais und Bohnen in den Kopf füllen und alles miteinander verrühren. Für circa zwei Minuten köcheln.

8. Chilipulver, Salz sowie Pfeffer in den Topf streuen, gut verrühren und nochmals etwa zwei Minuten köcheln lassen.

9. Das rote Linsen-Curry auf zwei Tellern verteilen.

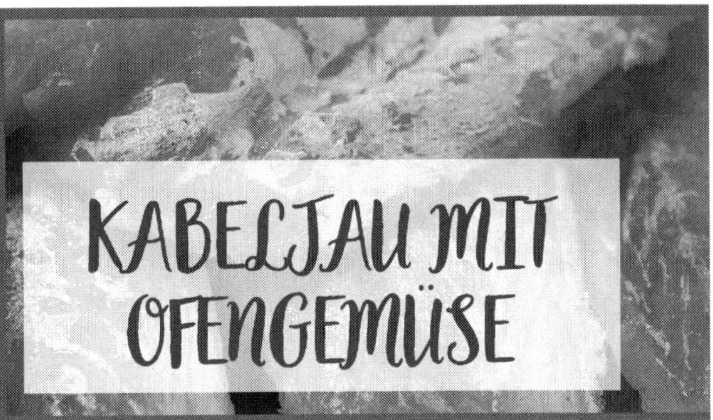

KABELJAU MIT OFENGEMÜSE

Zubereitung: 1 Std 40 Min, davon 30 Min. Arbeitszeit und 1 Std. 10 Min. Wartezeit

Schwierigkeit: leicht

605 kcal, 38 g KH, 29 g F, 41 g EW

PRAL-Wert p.P.: -2,3

FÜR 2 PERSONEN

180 g	Kartoffeln
2	Knoblauchzehen
2	Zwiebeln
1	Paprikaschote (rot)
½	Zucchini
2 EL	Pinienkerne
2	Kabeljaufilet (etwa 300 g)
125 g	Champignons
50 ml	Milch
50 ml	Olivenöl
2 EL	Zitronensaft
1 ½ TL	Rosmarin
1 ½ TL	weißer Pfeffer
½ TL	Paprikapulver
2	Lorbeerblätter
1 ½ TL	Salz

1. Backofen vorheizen auf 180 Grad.
2. Kartoffeln abwaschen und in circa 4 Millimeter dünne Scheiben schneiden.
3. Backpapier auf ein Backblech legen und Kartoffelscheiben dachziegelartig auslegen.
4. Lorbeerblätter in zarte Stücke hacken.
5. Kartoffeln mit je ¼ Teelöffel Salz, Pfeffer, Rosmarin sowie den gehackten Lorbeerblättern würzen.
6. Schale von den Zwiebeln entfernen und die Zwiebeln in Ringe schneiden.
7. Knoblauch schälen und in feine Stücke hacken.
8. Zwiebeln und Knoblauch ebenfalls gleichmäßig auf den Kartoffeln verteilen.
9. Milch, Zitronensaft und Olivenöl in ein Gefäß füllen und gut miteinander vermischen.
10. Die Flüssigkeit nun mit ½ Teelöffel Salz, ½ Teelöffel Pfeffer, ½ Teelöffel Rosmarin und mit Paprikapulver würzen. Alles nochmals gut verrühren.
11. Backblech nun für etwa 40 Minuten in den Ofen schieben.
12. Paprika, Zucchini sowie Champignons waschen und grob schneiden.
13. Kabeljau mit dem restlichen Salz, Pfeffer und Rosmarin würzen.
14. Wenn das Gemüse 40 Minuten im Ofen war, das Blech herausnehmen und das eben geschnittene Gemüse darauf verteilen.
15. Pinienkerne gleichmäßig auf dem Backblech verteilen.
16. Kabeljau oben drauflegen und das Blech erneut für 30 Minuten in den Ofen geben.
17. Den Fisch und das Gemüse danach gleichmäßig auf zwei Tellern verteilen. Vor dem Verzehr kurz abkühlen lassen.

FISCH-CURRY MIT BROKKOLI

FÜR 2 PERSONEN

400 g	Seelachsfilet
1	Brokkoli
1	Knoblauchzehe
1	Zwiebel
1 EL	Currypaste
200 ml	Wasser
150 ml	Orangensaft
150 ml	Kokosmilch
1 TL	Currypulver
1 ½ TL	Salz
½ TL	Pfeffer (weiß)
½ TL	Chiliflocken
5 g	Ingwer
100 ml	Gemüsebrühe
1 EL	Öl

PRAL-Wert p.P.: +4,0

Zubereitung: 40 Min., davon 20 Min. Arbeitszeit und 20 Min. Wartezeit

Schwierigkeit: leicht

601 kcal, 27 g KH, 36 g F, 39 g EW

1. Brokkoli abwaschen und seine Röschen zerteilen.
2. Topf mit Wasser und etwas Salz füllen und den Brokkoli darin blanchieren. Danach mithilfe eines Siebs abgießen.
3. Gemüsebrühe, Orangensaft sowie die Currypaste in ein Gefäß geben und miteinander verrühren.
4. Zwiebeln, Knoblauch sowie Ingwer schälen und alles in feine Stücke schneiden.

5. Pfanne mit Öl erwärmen und die Zwiebeln glasig dünsten.
6. Danach Knoblauch und Ingwer ebenfalls kurz mitdünsten.
7. Die angerührte Soße zum Ablöschen ebenfalls in die Pfanne schütten. Pfanneninhalt kurz aufkochen.
8. Hitze wieder reduzieren, die Kokosmilch einrühren und alles mit Salz, Pfeffer, Chili und Curry würzen.
9. Pfanneninhalt nochmals vermischen und bei geringer Hitze auf der Herdplatte stehen lassen.
10. Fisch in kleine Stücke schneiden.
11. Brokkoli und Fisch nun ebenfalls der Pfanne beifügen und weiterhin bei niedriger Hitze durchziehen lassen, bis der Fisch gar ist.
12. Pfanneninhalt gleichmäßig auf zwei tiefe Teller verteilen.

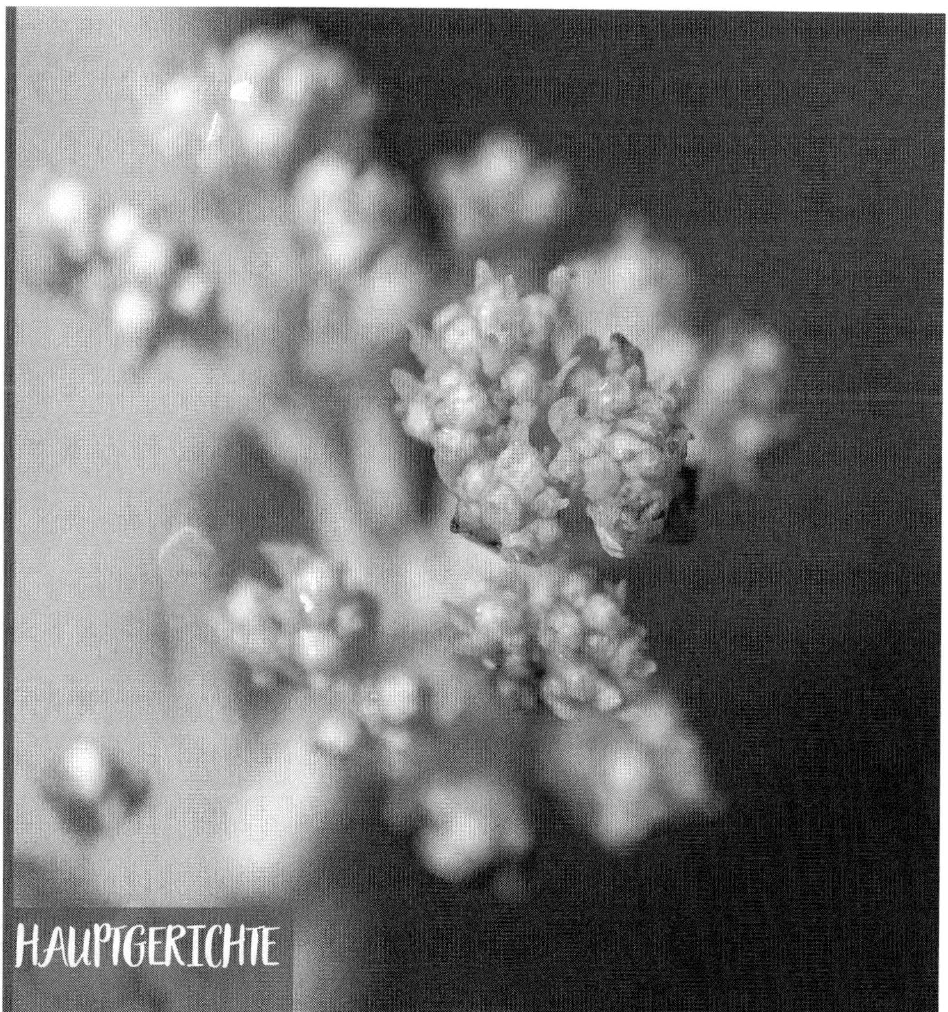

SÜSSKARTOFFELPFANNE MIT KOKOSHÄHNCHEN

Zubereitung:
30 Min.

Schwierigkeit:
leicht

622 kcal, 41 g KH,
34 g F, 32 g EW

PRAL-Wert p.P.:
-11,5

FÜR 2 PERSONEN

1	Brokkoli (ca. 350 g)
200 g	Süßkartoffeln
200 g	Hähnchenbrustfilet
2	Frühlingszwiebeln
10 g	Ingwer
1 EL	Kokosöl
250 ml	Kokosmilch
1 TL	Kreuzkümmel
10 ml	Zitronensaft
1 TL	Salz
½ TL	Pfeffer (schwarz)

1. Brokkoli in die kleinen Röschen zerteilen.
2. Topf mit Wasser sowie einem halben Teelöffel Salz zum Kochen bringen und Brokkoli etwa acht Minuten darin blanchieren. Danach abgießen und kurz kalt abschrecken.
3. Ingwer und Süßkartoffeln schälen.
4. Ingwer in zarte Stücke zerschneiden und die Süßkartoffeln in feine Stifte schneiden.
5. Frühlingszwiebeln auch in zarte Stücke zerschneiden.

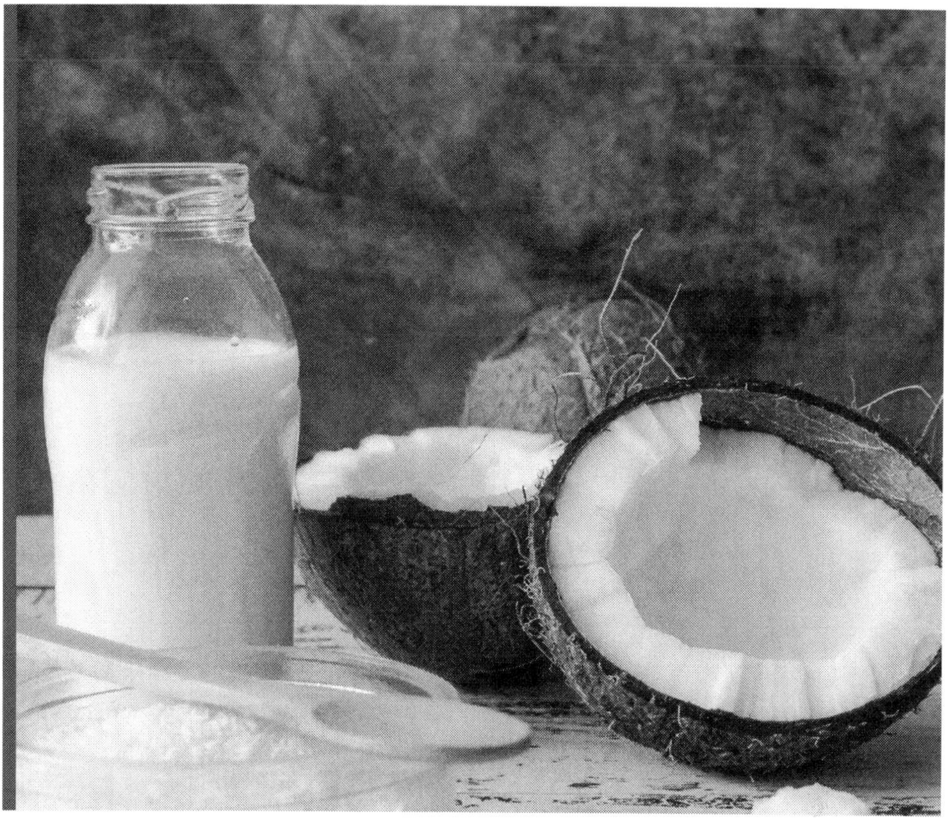

6. Hähnchenbrustfilet in circa drei Zentimeter lange Streifen schneiden.
7. Pfanne mit Kokosöl erwärmen.
8. Hähnchen der Pfanne beifügen, gleichmäßig anbraten und anschließend das Hähnchen der Pfanne wieder entnehmen.
9. Süßkartoffeln sowie Ingwer in die Pfanne geben und ebenfalls für etwa fünf Minuten anbraten.
10. Danach Zitronensaft, Kokosmilch und Kreuzkümmel in die Pfanne geben, verrühren und für etwa zehn Minuten leicht köcheln lassen.
11. Brokkoli beifügen, mit Salz sowie Pfeffer würzen und nochmals für etwa fünf Minuten köcheln lassen.
12. Hitze der Pfanne reduzieren, Hähnchen sowie Zwiebeln in die Pfanne geben, verrühren und für fünf Minuten ziehen lassen.
13. Pfanneninhalt gleichmäßig auf zwei Teller verteilen.

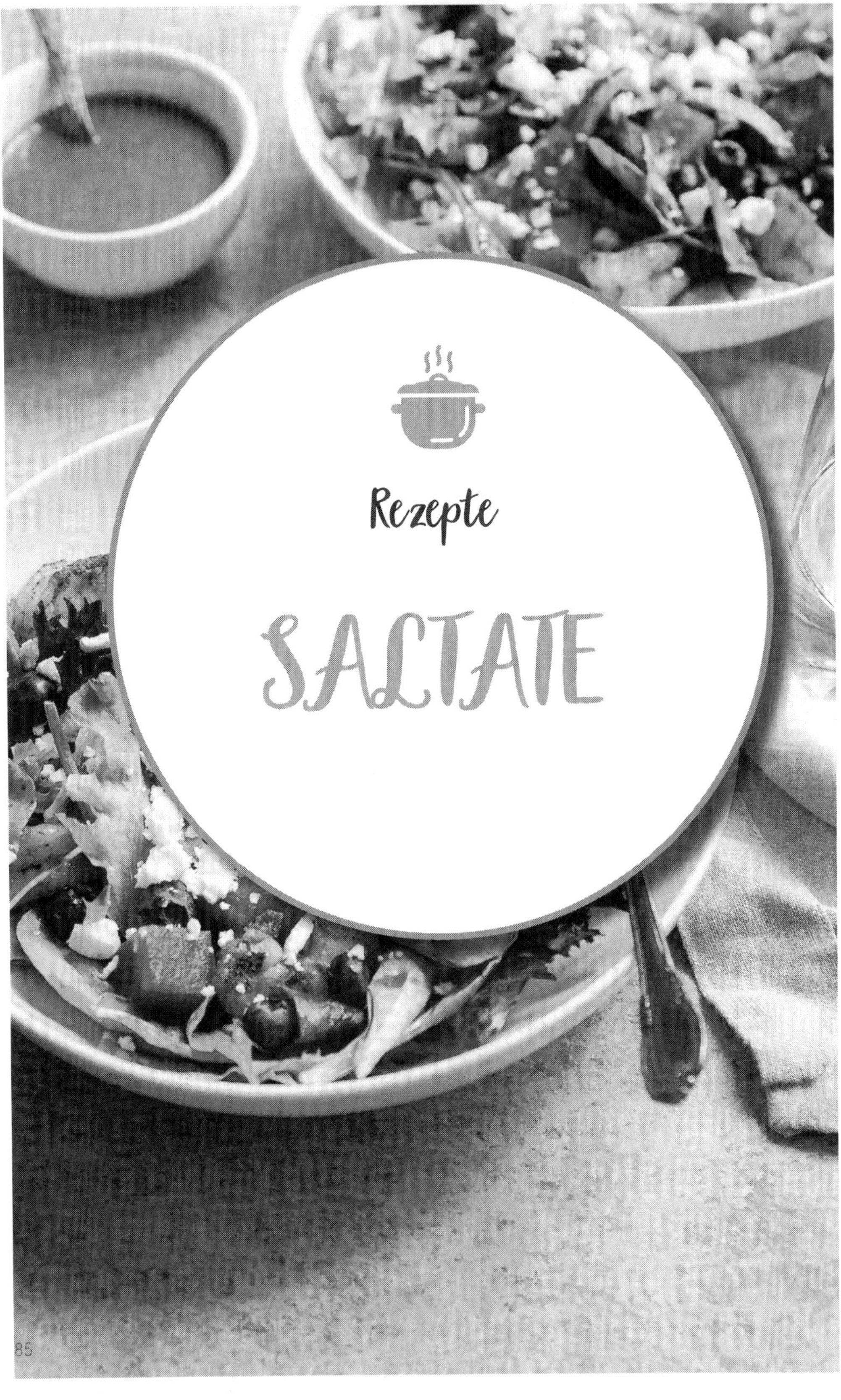

Rezepte

SALATE

Zeitaufwand:
1 Std. 30 Min.

PRAL-Wert p.P.:
-13,7

KARTOFFELSALAT

Schwierigkeit:
leicht

207 kcal, 35 g KH,
4 g F, 6 g EW

FÜR 2 PERSONEN

300 g	Kartoffeln
2 EL	Kräuteressig
100 g	Lauch
¼ l	Gemüsebrühe (instant)
100 g	Radieschen
1 Prise	Zucker
1 Prise	weißer Pfeffer
2 Prisen	Salz
2 TL	Öl

1. Topf mit Wasser sowie einer Prise Salz erwärmen.
2. Kartoffeln schälen, in den Kochtopf geben und für etwa 20 Minuten garen.
3. Nach dieser Zeit das Wasser abschütten und Kartoffeln abkühlen lassen.
4. Währenddessen die Brühe laut Herstellervorgaben zubereiten.
5. Kartoffeln anschließend mit der Brühe übergießen und etwa 10 Minuten ziehen lassen.
6. Pfeffer, Salz, Zucker und Kräuteressig in ein Glas geben und zu einer Marinade verrühren.
7. Kartoffeln der Brühe entnehmen und in eine Schüssel tun.
8. Kartoffeln mit der Marinade übergießen und gut verrühren.
9. Lauch abwaschen und in zarte Ringe zerschneiden.
10. Radieschen abwaschen und in schmale Scheiben zerschneiden.
11. Lauch und Radieschen kurz vor dem Servieren mit unter die Kartoffeln mischen und nochmals gut verrühren.

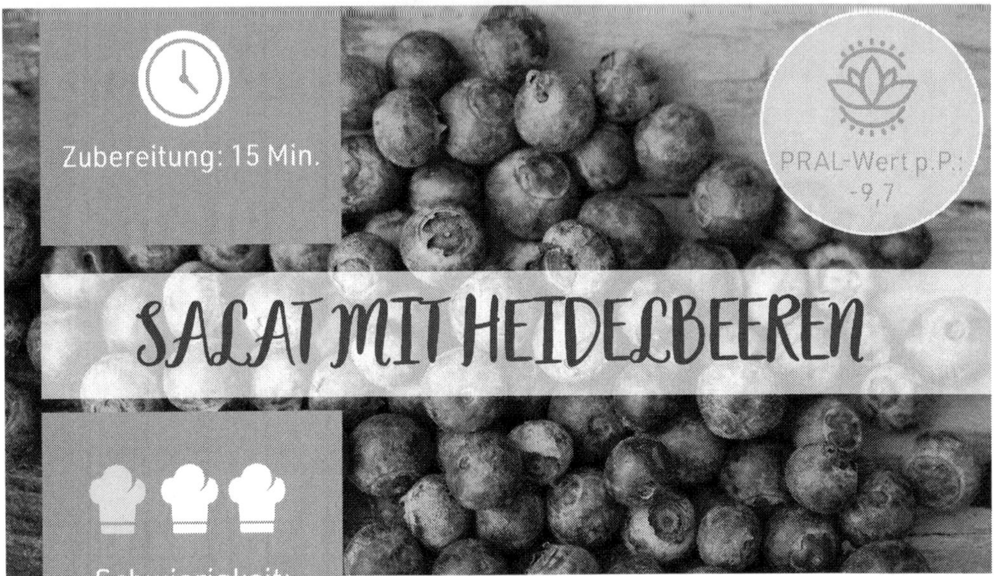

Zubereitung: 15 Min.

PRAL-Wert p.P.: -9,7

SALAT MIT HEIDELBEEREN

Schwierigkeit: leicht

326 kcal, 17 g KH, 23 g F, 13 g EW

FÜR 2 PERSONEN

160 g	Heidelbeeren
200 g	Feldsalat
2 TL	Rohrzucker
4 EL	Limettensaft
200 g	Champignons
4 EL	Hanfsamen (geschält)
2 EL	Leinöl
1 Prise	Salz
1 Prise	Pfeffer (schwarz)

1. Feldsalat, Heidelbeeren und Champignons gründlich waschen und trocken tupfen.
2. Champignons in schmale Scheibchen zerschneiden.
3. Salat, Heidelbeeren und Champignons in eine große Schüssel füllen.
4. Leinöl, Limettensaft, Rohrzucker, Pfeffer und Salz in ein Gefäß geben, gründlich verrühren und über den Salat gießen.
5. Salat auf einem Teller anrichten und die Hanfsamen zum Abschluss darüber streuen.

SALAT MIT RINDERFILET-STREIFEN

Zubereitung:
40 Min.

Schwierigkeit:
leicht

387 kcal, 14 g KH,
22 g F, 31 g EW

PRAL-Wert p.P.:
-8,3

SALATE

FÜR 2 PERSONEN

240 g	Rinderfilet
1 Prise	Chilipulver
1 Kopf	Blattsalat/Lollo Bionda
1 EL	Rapsöl
1	Zucchini
1	Frühlingszwiebel
50 g	Tomatenpaprika (aus dem Glas)
200 g	Romanasalat
1 EL	Tomatenmark
½ TL	Salz
15 g	Radieschen-Sprossen
1	Knoblauchzehe
150 g	Joghurt (Natur, 1,5 %)
2 EL	Mayonnaise (max. 10 % Fett)
15 ml	Zitronensaft
½ TL	Paprikapulver

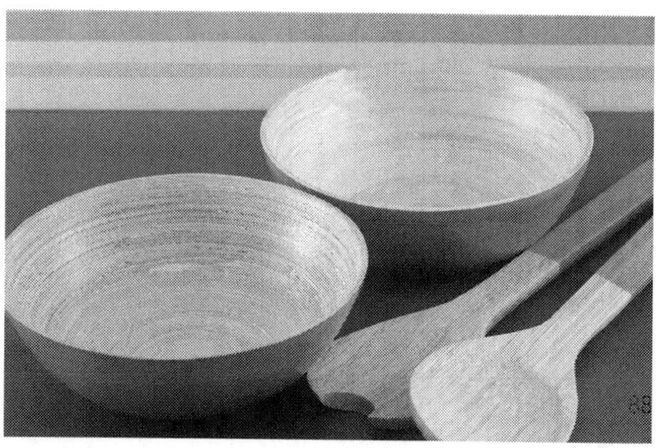

1. Rindfleisch kurz abwaschen, abtrocknen und in circa einen halben Zentimeter dünne Streifen zerschneiden.
2. Öl mit dem Rindfleisch, 1 Prise Salz, Chilipulver und Tomatenmark in einen Gefrierbeutel geben, gleichmäßig verteilen und für 15 Minuten zum Marinieren in den Kühlschrank legen.
3. Salat abwaschen, trocknen und in kleine Stückchen zupfen.
4. Zucchini abwaschen und circa 1 Zentimeter x 1 Zentimeter kleine Stücke zerschneiden.
5. Lauchzwiebeln waschen und in zarte Ringe zerschneiden.
6. Tomatenpaprikastreifen aus dem Glas nehmen und kurz abtropfen lassen.
7. Radieschen-Sprossen putzen und anschließend kurz abtropfen lassen.
8. Zucchini, Salat, Tomatenpaprikastreifen und Zwiebeln in einer großen Schüssel miteinander vermischen.
9. Schale vom Knoblauch entfernen und in ein Gefäß pressen.
10. Zitronensaft, Joghurt sowie Mayonnaise mit zu dem Knoblauch geben und verrühren.
11. Dressing mit dem Paprikapulver und einer Prise Salz würzen.
12. Beschichtete Pfanne erhitzen und das Rindfleisch ohne die Zugabe von weiterem Öl für etwa zwei bis drei Minuten von jeder Seite anbraten.
13. Salat gleichmäßig auf zwei Tellern anrichten, mit dem Dressing übergießen und abschließend mit den Rindfleischstreifen und den Radieschen-Sprossen garnieren.

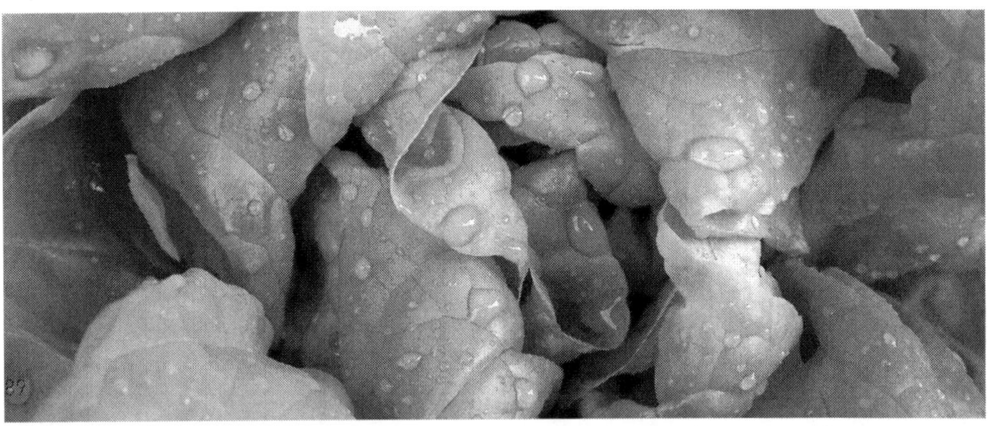

ORANGEN-WALNUSS-SALAT

FÜR 2 PERSONEN

1	Orange
100 g	Radicchio
25 g	Walnüsse
100 g	Endivien
½ EL	Leinöl
½ TL	Senf (mittelscharf)
1 EL	Olivenöl
½ TL	Meerrettichpaste
½ EL	Essig
½ TL	Honig
½ TL	Salz

Zubereitung:
10 Min.

Schwierigkeit:
leicht

214 kcal, 11 g KH,
17 g F, 4 g EW

1. Salat abwaschen und trocken schütteln.
2. Walnüsse kurz hacken.
3. Schale von der Orange entfernen und die Orange in kleine Stücke schneiden.
4. Salat, Walnüsse und Orangenstücke in eine Schüssel geben.
5. Meerrettich, Salz, Senf, Essig, Öl sowie Honig in ein Gefäß geben und alles gut verrühren.
6. Dressing nun über den Salat gießen und anschließend auf Tellern anrichten.

PRAL-Wert p.P.:
-5,2

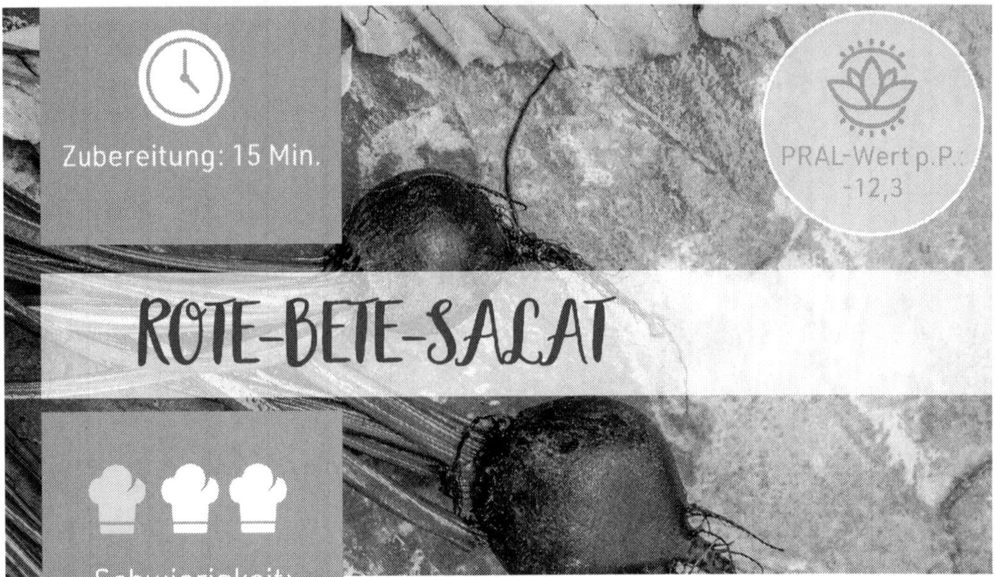

Zubereitung: 15 Min.

PRAL-Wert p.P.: -12,3

ROTE-BETE-SALAT

Schwierigkeit: leicht

501 kcal, 23 g KH, 41 g F, 10 g EW

FÜR 2 PERSONEN

1	Zwiebel
400 g	Rote Bete
3 EL	Leinöl
80 g	Walnüsse
1 TL	Honig
1 EL	Apfelessig
10 g	Thymian (frisch)
½ TL	Salz
1 Prise	Pfeffer

1. Walnüsse grob hacken.
2. Pfanne mit Öl erwärmen und Walnüsse kurz darin rösten.
3. Rote Bete schälen, in Würfel zerschneiden und in eine Schüssel füllen.
4. Thymian waschen, trocknen und fein schneiden.
5. Zwiebel schälen und in feine Stücke schneiden.
6. Honig, Leinöl, Apfelessig, Pfeffer und Salz in ein Gefäß geben und gut verrühren.
7. Walnüsse nach dem Abkühlen zu der Roten Bete geben und alles mit dem eben angerührten Dressing übergießen.
8. Auf zwei Tellern verteilen und mit Thymian garnieren.

BROKKOLI-QUINOA-SALAT

FÜR 2 PERSONEN

400 g	Brokkoli
2 EL	Olivenöl
300 ml	Gemüsebrühe
25 ml	Zitronensaft
150 g	Quinoa
1 Prise	schwarzer Pfeffer
1	kleine Zwiebel
1	Knoblauchzehe
1 Prise	Salz
30 g	Petersilie (frisch)

1. Quinoa mit kaltem Wasser abspülen.
2. Topf mit Quinoa sowie Gemüsebrühe füllen und bei hoher Stufe erwärmen. Inhalt für zehn Minuten kochen. Danach in einem Sieb abtropfen lassen.
3. Petersilie waschen, klein hacken und in ein Gefäß geben.
4. Knoblauch sowie Zwiebel schälen und beides in feine Stücke schneiden. Anschließend mit in das Gefäß zu der Petersilie geben.
5. Zitronensaft und Olivenöl zu den restlichen Zutaten in das Gefäß gießen und mit Pfeffer und Salz abschmecken. Alles gut verrühren.
6. Brokkoli abwaschen, abtropfen und Röschen herauslösen.
7. Brokkoli-Röschen und Quinoa miteinander vermengen und auf einem Teller anrichten.
8. Dressing über dem Salat verteilen und servieren.

Zubereitung: 25 Min.

Schwierigkeit: leicht

466 kcal, 57 g KH, 18 g F, 18 g EW

PRAL-Wert p.P.: -7,1

SALAT MIT HÄHNCHEN

PRAL-Wert p.P.: -12,0

Zubereitung: 25 Min.

Schwierigkeit: leicht

525 kcal, 13 g KH, 41 g F, 24 g EW

FÜR 2 PERSONEN

180 g	Hähnchenbrustfilet
1 TL	Honig
3 EL	Sojasoße
2	Frühlingszwiebeln
400 g	Feldsalat
125 g	Cocktailtomaten
½ TL	Pfeffer (schwarz)
½ TL	Prise Salz
1 EL	Weißweinessig
1 EL	Senf
4 EL	Olivenöl
2 EL	Rapsöl

1. Honig, Sojasoße, ¼ TL Salz und ¼ TL Pfeffer miteinander verrühren.
2. Hähnchenbrustfilet kurz abwaschen, trocken tupfen, in zarte Stückchen zerschneiden und für circa 30 Minuten in die eben zubereitete Marinade legen.
3. Zwiebel schälen und in kleine Stücke schneiden.
4. Tomaten abwaschen und diese auch in schmale Stücke schneiden.
5. Salat waschen, abtropfen lassen und gleichmäßig auf zwei Teller verteilen.
6. Senf, Essig, ¼ TL Salz sowie ¼ TL Pfeffer miteinander vermischen und zum Schluss das Olivenöl dazu gießen.
7. Dressing gleichmäßig über dem Salat verteilen.
8. Pfanne mit Rapsöl erwärmen und Hähnchenbruststücke für circa fünf Minuten anbraten.
9. Abschließend das Hähnchen gleichmäßig auf die beiden Teller verteilen.

PRAL-Wert p.P.: -13,4

KAROTTENSALAT

FÜR 2 PERSONEN

300 g Karotten
2 EL Hanfsamen
1 Prise schwarzer Pfeffer
250 g Gurke
10 Blätter Zitronenmelisse
3 EL Apfelsaft
1 Prise Kümmel
1 Prise Salz
3 EL Hanföl

1. Karotten und Gurke gründlich waschen oder schälen.
2. Zitronenmelisse abspülen.
3. Apfelsaft, Kümmel, Hanföl, Pfeffer, Salz und Sesamkörner in ein kleines Gefäß geben und zu einem Dressing verrühren.
4. Gurke, Karotte, Melisse und Dressing in einem Küchengerät zerkleinern, aber nicht pürieren! Alternativ kann das Gemüse auch mit einem Messer in kleine Stücke geschnitten werden.
5. Salat in Schüsseln anrichten und servieren.

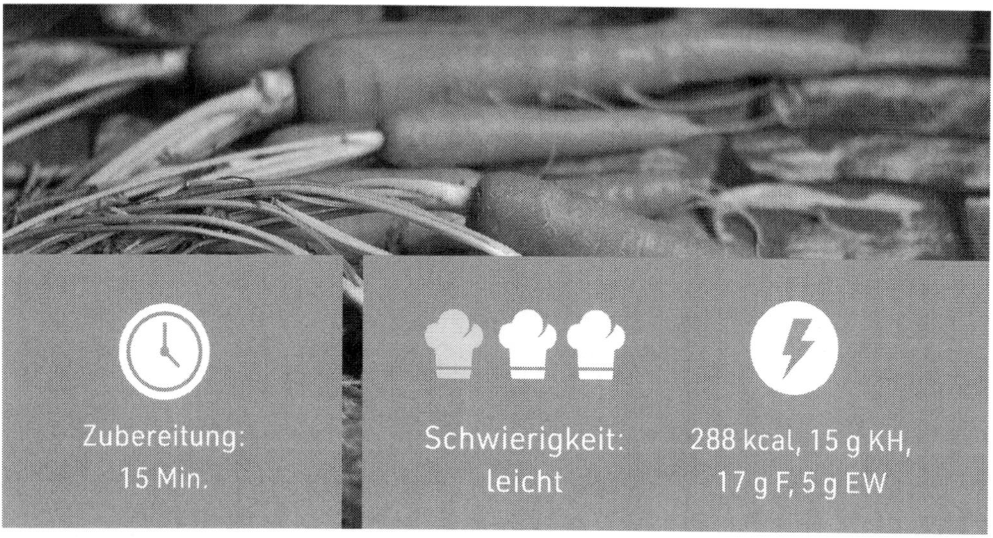

Zubereitung: 15 Min.

Schwierigkeit: leicht

288 kcal, 15 g KH, 17 g F, 5 g EW

ZUCCHINI-SALAT MIT FETA

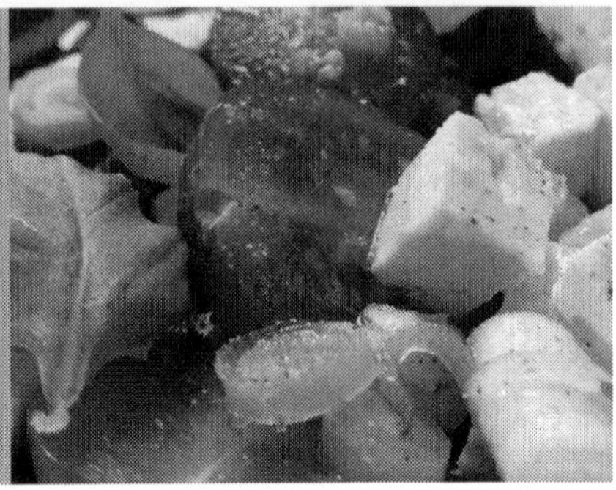

Zubereitung: 10 Min.

Schwierigkeit: leicht

PRAL-Wert p.P.: -7,2

234 kcal, 10 g KH, 17 g F, 9 g EW

FÜR 2 PERSONEN

1	Zucchini
1 Prise	schwarzer Pfeffer
200 g	Tomaten
1	Frühlingszwiebel
100 g	Kirschtomaten
10 g	Basilikum (frisch)
1 EL	Apfelessig
1 Prise	Salz
2 EL	Olivenöl
50 g	Feta

1. Zucchini abwaschen und würfeln.
2. Pfanne mit einem halben Esslöffel Öl erwärmen und Zucchiniwürfel für etwa fünf Minuten darin anbraten.
3. Zucchini mit etwas Salz sowie Pfeffer würzen und nochmals gut verrühren.
4. Tomaten und Kirschtomaten putzen. Anschließend beides würfeln.
5. Frühlingszwiebel waschen und in Ringe schneiden.
6. Basilikum kurz abwaschen, abtropfen lassen und die Blätter abzupfen und bei Bedarf kleiner schneiden.
7. Das Gemüse in einer Schüssel miteinander vermischen, restliches Öl sowie Essig dazugeben und gut vermengen.
8. Salat auf zwei Tellern anrichten und den Feta darüber bröckeln.

PAPAYA-GURKEN-SALAT

FÜR 2 PERSONEN

500 g	Salatgurke
450 g	Papaya
½ EL	Olivenöl
½ EL	Honig (flüssig)
1	Zitrone
10 g	Schnittlauch
15 g	Minze
1 Prise Salz	

PRAL-Wert p.P.: -17,8

Zubereitung: 15 Min.

Schwierigkeit: leicht

96 kcal, 13 g KH, 3 g F, 2 g EW

1. Papaya schälen, der Länge nach halbieren und Kerne herausnehmen.
2. Papaya würfeln und in eine Schüssel geben.
3. Gurke waschen, in mundgerechte Würfel schneiden und mit zu der Papaya geben.
4. Zitrone abwaschen, abtrocknen und die Schale fein reiben. Diese dann mit zur Papaya und der Gurke mischen.
5. Zitronenfilets heraustrennen, in schmale Streifen zerschneiden und mit zu den übrigen Zutaten geben.
6. Olivenöl und Honig verrühren, in die Schüssel mit den übrigen Zutaten gießen und gut verrühren.
7. Schnittlauch und Minze abwaschen und trocken schütteln.
8. Schnittlauch in zarte Röllchen schneiden und dem Salat beifügen.
9. Minzblätter abzupfen, klein hacken und ebenfalls dem Salat beifügen.
10. Salat nun nochmals gut verrühren und auf zwei Tellern anrichten.

Rezepte

SUPPEN

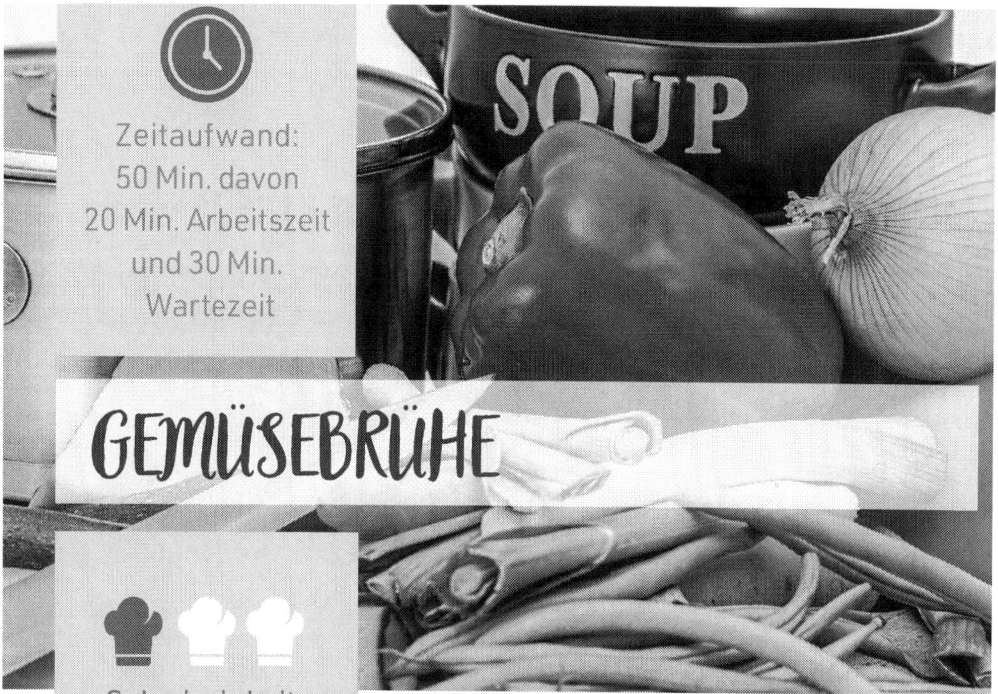

Zeitaufwand:
50 Min. davon
20 Min. Arbeitszeit
und 30 Min.
Wartezeit

GEMÜSEBRÜHE

Schwierigkeit:
leicht

92 kcal, 13 g KH,
1 g F, 5 g EW

PRAL-Wert p.P.:
-9,6

FÜR 4 PERSONEN

Zutaten:

200 g	Karotten
200 g	Sellerie
200 g	Lauch
100 g	Zwiebel
100 g	Fenchel
200 g	Petersilienwurzel
4	Lorbeerblätter
1	Knoblauchzehe
4	Gewürznelken
1 TL	Wacholderbeeren
1 TL	Muskatnuss
1 TL	Meersalz

1. Das komplette Gemüse gründlich waschen und gegebenenfalls schälen.
2. Gemüse in maximal 2 cm große Würfel schneiden.
3. Einen großen Topf nehmen und diesen mit Kräutern sowie Gemüse füllen und mit drei Litern Wasser auffüllen.
4. Topf erhitzen und alles für etwa 30 Minuten sieden lassen.
5. Brühe danach durch ein Tuch oder durch ein Sieb abgießen.
6. Das in den Zutaten genannte Gemüse kann beliebig gegen anderes saisonales Gemüse ausgetauscht werden.

Die Brühe eignet sich als Grundlage für viele Suppen. Daher ist es praktisch, immer ein wenig vorbereitete Gemüsebrühe im Tiefkühlschrank zu lagern.

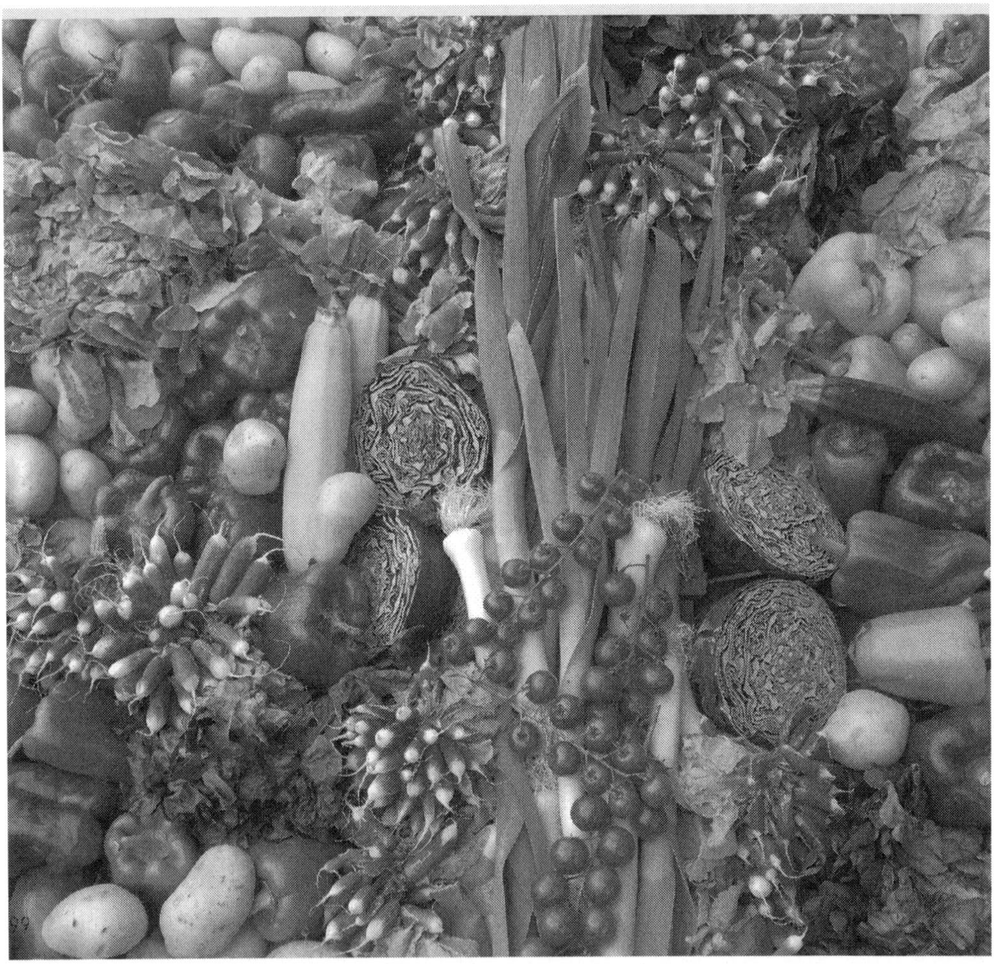

GEMÜSESÜPPCHEN MIT RINDFLEISCH

FÜR 2 PERSONEN

Zutaten:	
100 g	grüne Bohnen
100 g	Möhren
100 g	Lauch
100 ml	Gemüsebrühe
100 g	Blumenkohl
200 g	Rinderfilet
1	Zwiebel
1	Kartoffel
600 ml	Wasser
1 Prise	schwarzer Pfeffer
¼ Bund	Petersilie
2 EL	Rapsöl
1 Prise	Salz
50 g	Hafer

Zubereitung:
50 Min.

Schwierigkeit:
leicht

336 kcal, 28 g KH,
12 g F, 27 g EW

PRAL-Wert p.P.:
-3,8

1. Schale der Kartoffeln entfernen und die Kartoffeln würfeln.
2. Bohnen, Lauch, Möhren sowie Blumenkohl waschen und alles würfeln.
3. Zwiebel schälen und in feine Stücke hacken.
4. Rindfleisch kurz abwaschen, abtropfen und in schmale Stücke schneiden.
5. Topf mit Rapsöl erwärmen. Die Zwiebel darin andünsten.
6. Blumenkohl, Bohnen, Lauch, Kartoffel und Möhren auch in den Topf geben und dünsten.

7. Gemüse mit Wasser ablöschen und die Brühe sowie den Hafer in dem Topf verrühren.
8. Zum Schluss die Rindfleischstreifen ebenfalls beifügen und alles für etwa 20 Minuten köcheln lassen.
9. Petersilienblättchen vom Stange befreien und in feine Stücke hacken.
10. Suppe mit Salz sowie Pfeffer abschmecken und nochmals gut verrühren.
11. Suppe auf zwei tiefe Teller verteilen und mit der Petersilie garnieren.

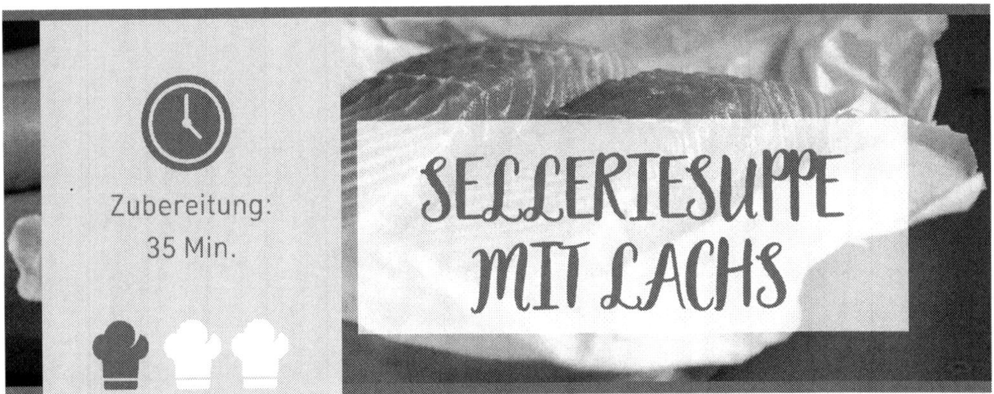

SELLERIESUPPE MIT LACHS

Zubereitung:
35 Min.

Schwierigkeit:
leicht

457 kcal, 34 g KH,
22 g F, 25 g EW

PRAL-Wert p.P.:
-8,7

FÜR 2 PERSONEN

200 g	Kartoffeln
1	Zwiebel
2 EL	Rapsöl
400 g	Sellerie
3 Prisen	Pfeffer (weiß)
3 Prisen	Salz
150 g	Lachsfilet
150 ml	Milch (fettarm)
4 TL	Zitronensaft
2 EL	Schnittlauch
500 ml	Wasser
4 TL	Tafelmeerrettich

1. Sellerie und Kartoffeln schälen und anschließend in grobe Würfel schneiden.
2. Zwiebel schälen und in feine Stücke schneiden.
3. Topf mit Öl erwärmen und Zwiebeln, Sellerie sowie Kartoffeln andünsten.
4. Gemüse mit einer Prise Salz sowie einer Prise Pfeffer würzen und alles gut verrühren.
5. Topfinhalt mit Wasser und Milch ablöschen, alles aufkochen und bei mittlerer Hitze für etwa 25 Minuten köcheln lassen.
6. Lachsfilet kurz abwaschen, trocken tupfen und in kleine Stücke zerschneiden.
7. Fisch mit einer Prise Salz, einer Prise Pfeffer sowie zwei Esslöffel Zitronensaft würzen.
8. Suppe pürieren.
9. Tafelmeerrettich unter die Suppe rühren und nochmals eine Prise Salz, eine Prise Pfeffer sowie zwei Teelöffel Zitronensaft beifügen.
10. Lachs in die Suppe geben, alles gut verrühren und bei geringer Hitze für etwa fünf Minuten auf dem Herd belassen.
11. Suppe gleichmäßig auf zwei tiefe Teller verteilen und mit dem Schnittlauch dekorieren.

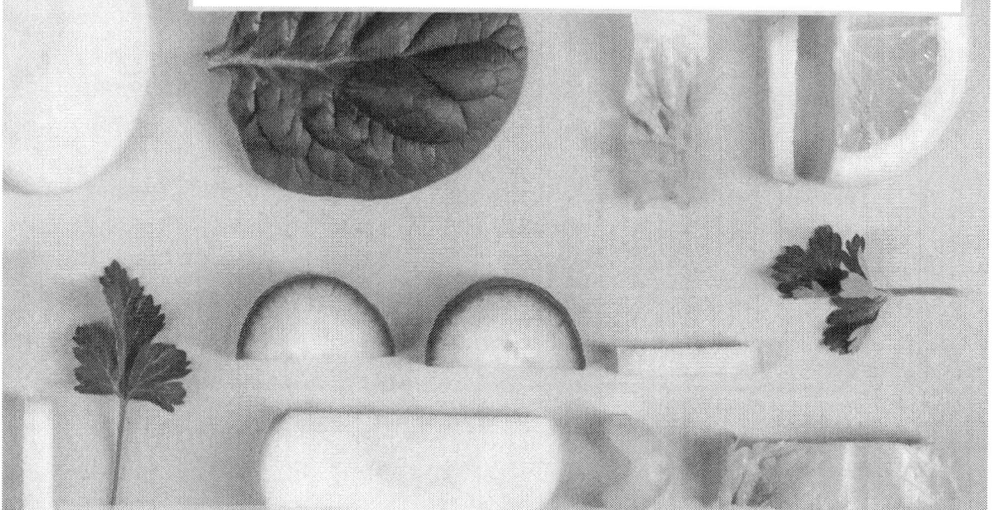

KOHLRABI-SUPPE

Zubereitung:
30 Min. davon
10 Min. Arbeitszeit
und 20 Min.
Wartezeit

Schwierigkeit:
leicht

320 kcal, 36 g KH,
14 g F, 12 g EW

PRAL-Wert p.P.:
-19,4

FÜR 2 PERSONEN

200 g	Kartoffeln
1000 g	Kohlrabi
1	Schalotte
750 ml	Wasser (Instant, z. B. aus Reformhaus)
1 TL	Gemüsebrühe
1 Prise	Kräutersalz
1 Prise	Muskatnuss
3 EL	Olivenöl
1 Prise	Pfeffer (weiß)
1 Prise	Piment
10 g	Petersilie (frisch)

1. Schale von Kohlrabi und Kartoffeln entfernen und danach beides in grobe Stücke schneiden.
2. Schale von der Schalotte entfernen und Schalotte in zarte Stücke schneiden.
3. Topf mit Öl erwärmen und Schalotte kurz andünsten.
4. Kartoffeln und Kohlrabi ebenfalls in den Topf geben, gut verrühren und weitere 2 Minuten dünsten.
5. Wasser sowie Pulver der Gemüsebrühe dazugeben und Topfinhalt zum Kochen bringen. Alles für circa 20 Minuten köcheln.
6. Petersilie waschen, trocken tupfen und fein schneiden.
7. Alle Gewürze, bis auf ein klein wenig Petersilie, in den Topf geben und gut verrühren.
8. Topf vom Herd nehmen und alles pürieren.
9. Suppe auf einem Teller servieren und mit der übrigen Petersilie garnieren.

PRAL-Wert p.P.:
-17,0

KARTOFFELSUPPE

FÜR 2 PERSONEN

- 500 g Kartoffeln
- 1 große Zwiebel
- 1 l Gemüsebrühe
- 10 g Petersilie
- 1 Schuss Leinöl
- 1 EL Olivenöl

1. Topf mit Gemüsebrühe zum Kochen bringen.
2. Kartoffeln schälen und in den Topf mit der Gemüsebrühe geben. Kartoffeln für etwa 20 Minuten darin kochen.
3. Topf mit Öl erwärmen.
4. Schale von Zwiebeln entfernen, Zwiebeln in zarte Stücke schneiden und in dem Öl kurz glasig anbraten.
5. Zwiebel und Leinöl zu den Kartoffeln geben und alles pürieren, bis eine cremige Suppe vorliegt.
6. Suppe auf tiefen Tellern verteilen und mit der Petersilie garnieren.

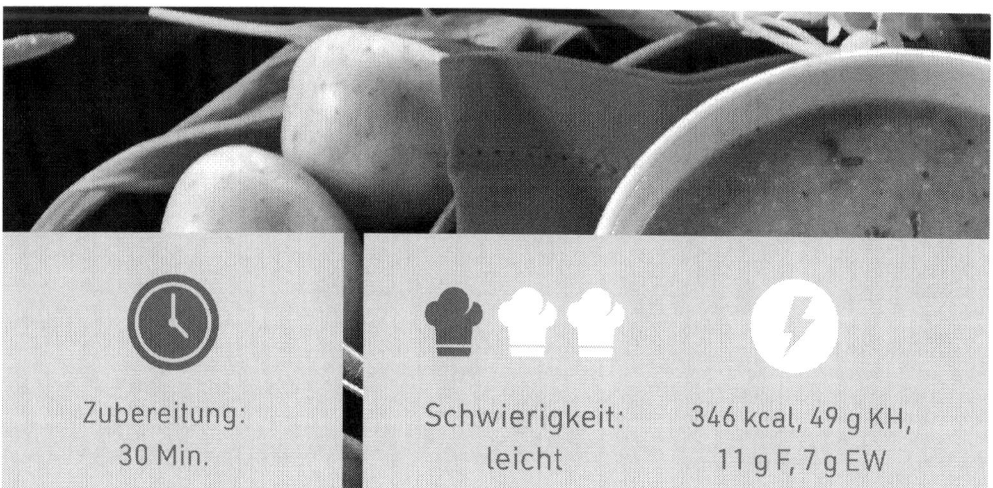

Zubereitung:
30 Min.

Schwierigkeit:
leicht

346 kcal, 49 g KH,
11 g F, 7 g EW

SPINAT-KARTOFFEL-KOKOS-SUPPE

FÜR 2 PERSONEN

2 EL	Kokosöl
¼ TL	Kurkuma
400 g	Blattspinat
200 ml	Kokosmilch
100 g	Kartoffeln
1 Prise	Pfeffer (schwarz)
2 TL	Zitronensaft
½ TL	Meersalz
½ l	Gemüsebrühe
¼ TL	Currypulver

PRAL-Wert p.P.: -32,0

Zubereitung: 25 Min.

Schwierigkeit: leicht

331 kcal, 17 g KH, 26 g F, 4 g EW

1. Topf mit Wasser zum Kochen bringen.
2. Spinat gründlich waschen, abtropfen lassen und für etwa 6 Minuten zum Blanchieren in das kochende Wasser geben. Danach mithilfe eines Siebs abgießen.
3. Schale von Kartoffeln entfernen und Kartoffeln vierteln.
4. Zwei Esslöffel Kokosöl in einem Topf erhitzen.
5. Kartoffeln und Spinat kurz in dem Kokosöl anbraten, danach mit der Gemüsebrühe ablöschen.
6. Gemüsebrühe kurz aufkochen und anschließend bei mittlerer Hitze für etwa zehn Minuten köcheln lassen.

7. Topf danach vom Herd nehmen und den Inhalt pürieren, bis eine cremige Konsistenz vorliegt. Falls die Suppe zu dick ist, einfach noch etwas Leitungswasser beifügen.

8. Topf wieder auf die Herdplatte mit geringer Hitze stellen und die Kokosmilch einrühren.

9. Curry, Kurkuma, Salz sowie Pfeffer beifügen und gut verrühren.

10. Suppe gleichmäßig auf zwei tiefe Teller verteilen.

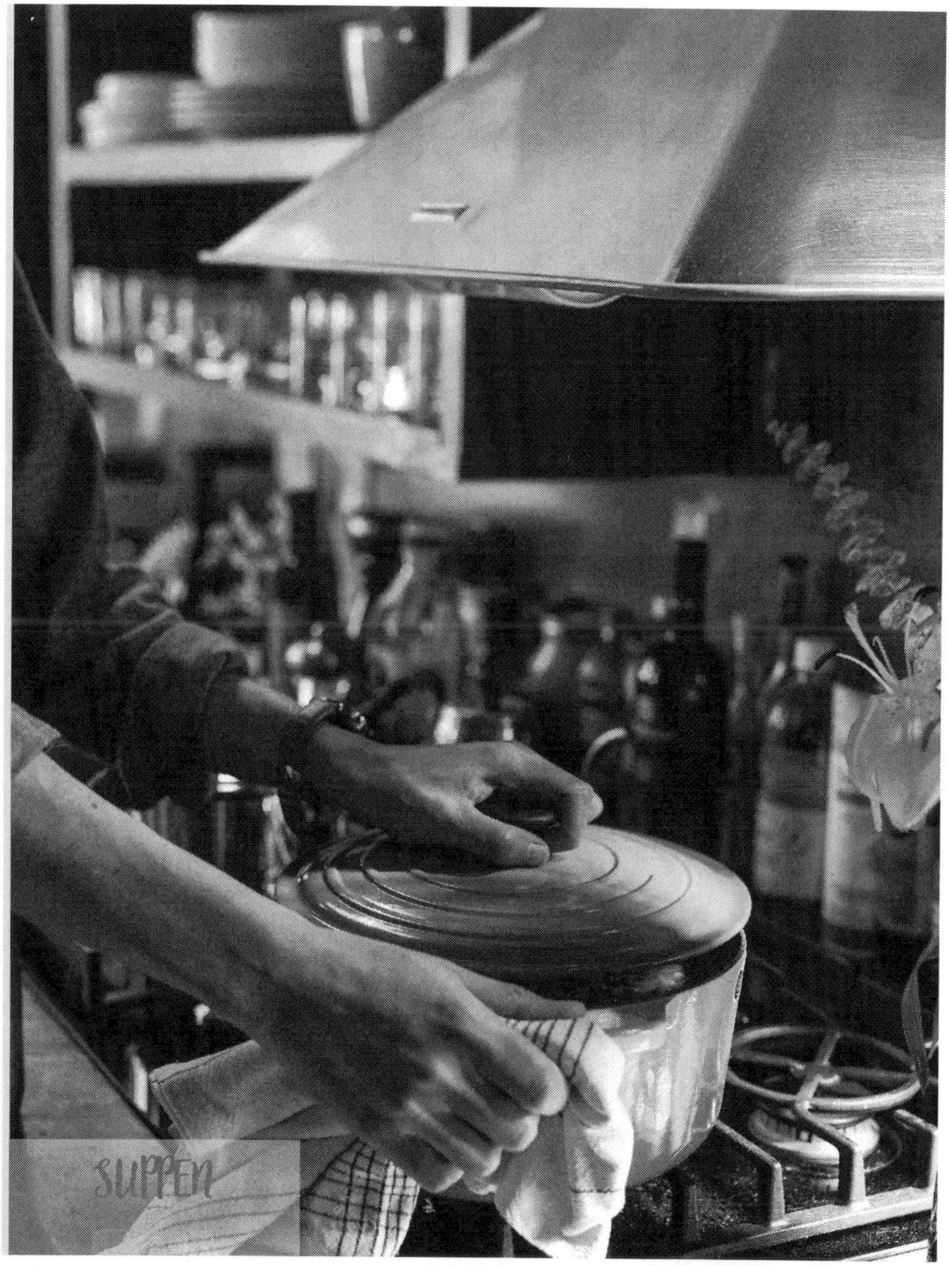

Zubereitung: 30 Min.

SPARGELCREMESUPPE

Schwierigkeit: leicht

144 kcal, 11 g KH, 8 g F, 4 g EW

PRAL-Wert p.P.: -1,6

FÜR 2 PERSONEN

1	kleine Zwiebel
250 g	weißer Spargel
400 ml	Gemüsebrühe
½ TL	Salz
75 ml	Mandelmilch
1 EL	Olivenöl
1	Knoblauchzehe
½ TL	Dill (getrocknet)
¼	Zitrone

1. Spargel, Knoblauch sowie Zwiebel von der Schale befreien und alles in zarte Stücke schneiden.
2. Pfanne mit Öl erwärmen.
3. Knoblauch, Zwiebel sowie Spargel in der Pfanne andünsten.
4. Pfanneninhalt mit Gemüsebrühe aufgießen und für zehn Minuten köcheln lassen.
5. Danach Zitrone über der Pfanne auspressen.
6. Dill, Salz und Mandelmilch ebenfalls der Pfanne beifügen und gut verrühren.
7. Pfanne noch für etwa fünf Minuten bei mittlerer Hitze auf dem Herd belassen und den Inhalt anschließend auf zwei tiefe Teller verteilen.

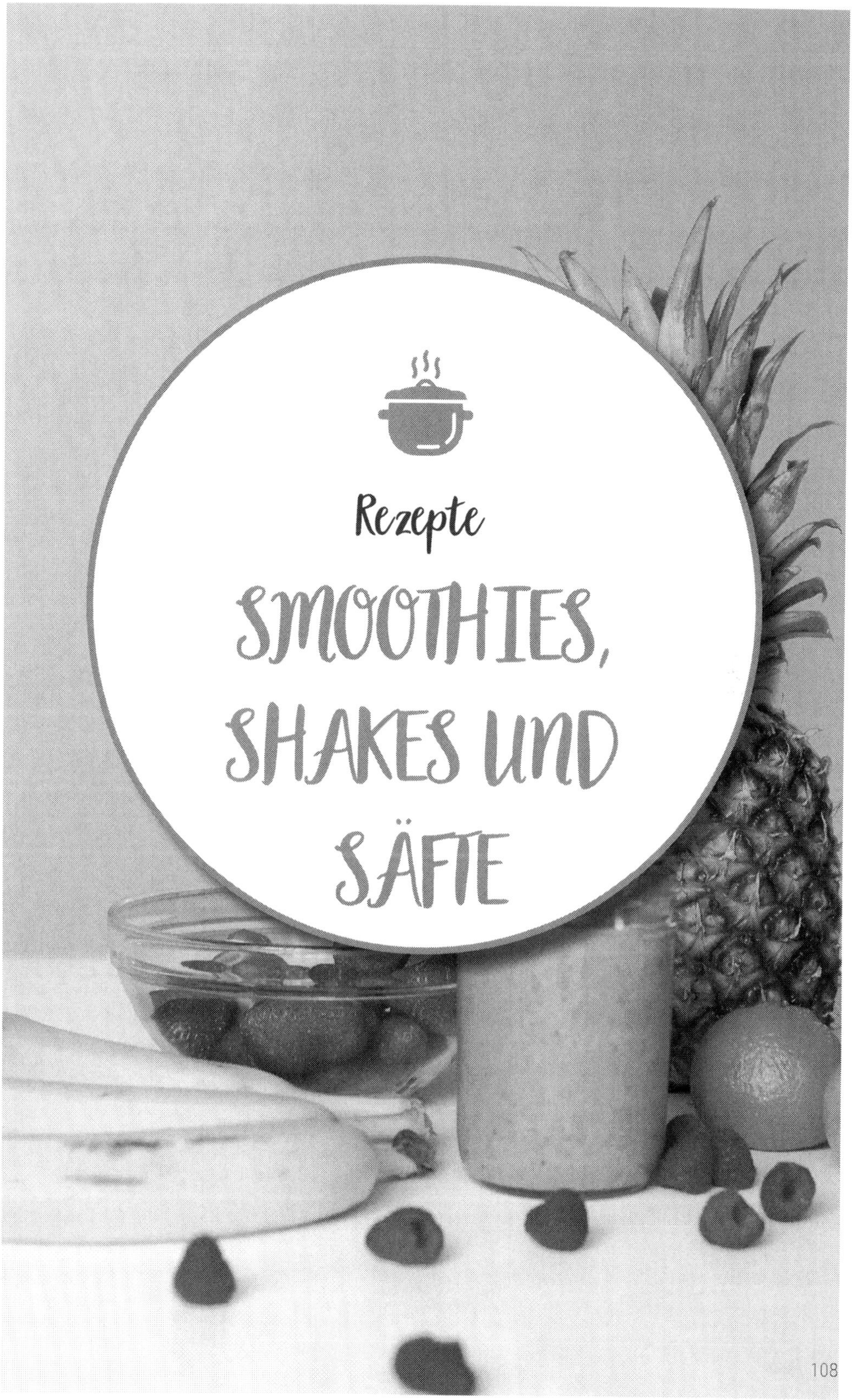

Rezepte

SMOOTHIES, SHAKES UND SÄFTE

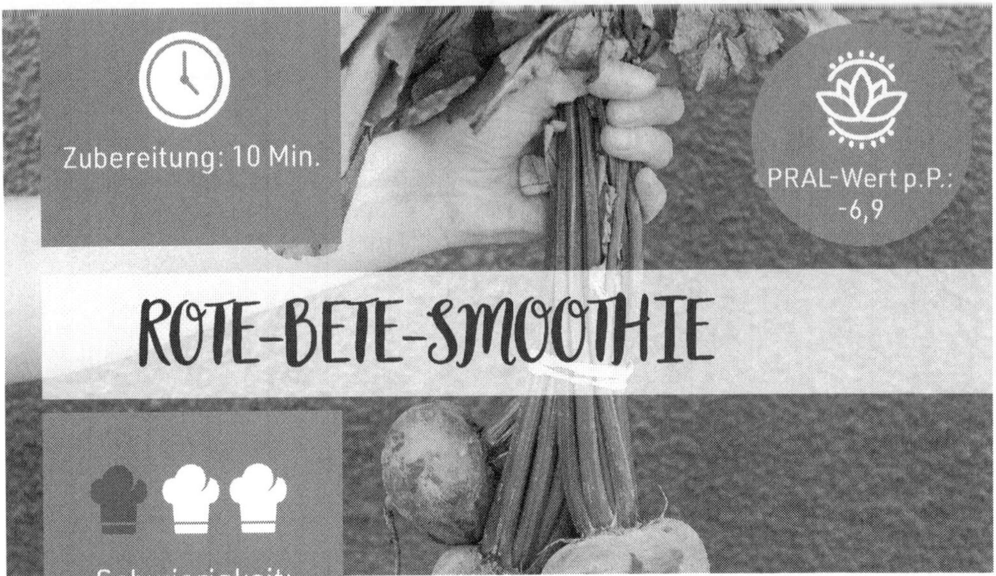

Zubereitung: 10 Min.

PRAL-Wert p.P.: -6,9

ROTE-BETE-SMOOTHIE

Schwierigkeit: leicht

168 kcal, 15 g KH, 9 g F, 5 g EW

FÜR 2 PERSONEN

65 g	Gurke
100 g	Rote Bete
90 g	Apfel
80 g	Orange
10 g	Leinsamen
25 g	Blattspinat
10 g	Walnüsse
200 ml	Wasser
13 g	Mandeln

1. Rote Bete schälen, zerschneiden und in einen Mixer geben.
2. Gurke, Spinat sowie Apfel waschen, zerschneiden, Apfel von den Kernen befreien und dem Mixer beifügen.
3. Schale von Orange entfernen, Orange zerteilen und in den Mixer füllen.
4. Leinsamen, Nüsse und Mandeln ebenfalls in den Mixer geben.
5. Mixer mit Wasser auffüllen, pürieren und in Gläsern servieren.

AVOCADO-SMOOTHIE

Zubereitung:
15 Min.

Schwierigkeit:
leicht

163 kcal, 16 g KH,
8 g F, 6 g EW

PRAL-Wert p.P.:
-15,8

SMOOTHIES, SHAKES UND SÄFTE

FÜR 2 PERSONEN

95 g	Orange
60 g	Avocado
230 g	Gurke
80 g	Apfel
65 g	Blattspinat
65 g	Feldsalat
10 g	Sonnenblumenkerne
10 g	Leinsamen
100 ml	Wasser
25 g	Petersilie

1. Sonnenblumenkerne und Leinsamen in ein kleines Gefäß geben, mit Wasser auffüllen und quellen lassen.
2. Spinat, Petersilie, sowie Feldsalat waschen, abtrocknen und in einen Mixer geben.
3. Orange schälen und benötigte Menge mit in den Mixer geben.
4. Apfel waschen, von Kernen befreien und benötigte Menge dem Mixer beifügen.
5. Avocado waschen, schneiden und ebenfalls mit in den Mixer geben.
6. Nun die gequollenen Sonnenblumenkerne und Leinsamen mit zu den restlichen Zutaten geben und alles gut pürieren. Smoothies in einem Glas servieren.

MANDEL-MILCHSHAKE

Zubereitung:
10 Min.

Schwierigkeit:
leicht

261 kcal, 28 g KH,
13 g F, 5 g EW

PRAL-Wert p.P.:
+2,1

FÜR 2 PERSONEN

2	Bananen
4	Eiswürfel
500 ml	Mandelmilch
3 EL	Mandelmus

1. Bananen schälen und vierteln.
2. Mandelmilch, Eiswürfel, Bananen sowie Mandelmus in einen Shaker geben und gründlich für etwa 1 Minute mixen.
3. Direkt im Anschluss in Gläser füllen und kühl genießen.

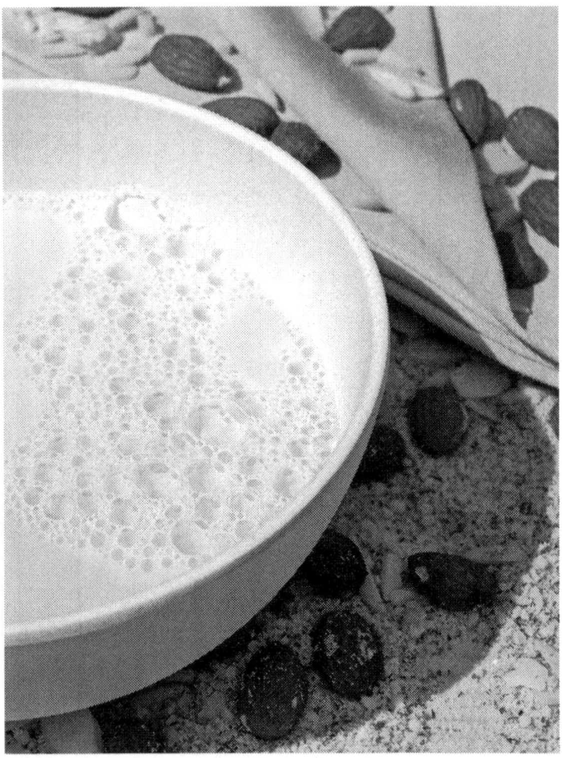

PRAL-Wert p.P.:
-14,0

Bananen-Kirsch-Smoothie

FÜR 2 PERSONEN

1 Banane
4 Blätter Zitronenmelisse
500 g Kirschen
Wasser nach Bedarf

1. Kirschen waschen und entkernen.
2. Schale von Banane entfernen und Banane vierteln.
3. Bananenstücke und Kirschen in einen Mixer geben und gut mixen. Bei Bedarf kann jetzt etwas Wasser beigefügt werden. Danach nochmal mixen.
4. Shake in zwei Gläser füllen und mit der Zitronenmelisse dekorieren.

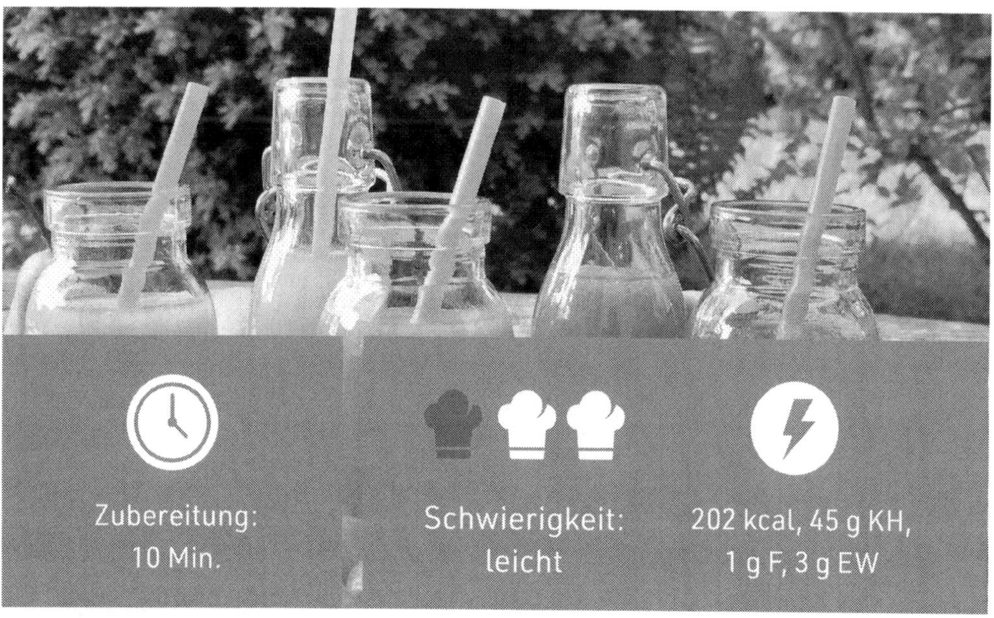

Zubereitung:
10 Min.

Schwierigkeit:
leicht

202 kcal, 45 g KH,
1 g F, 3 g EW

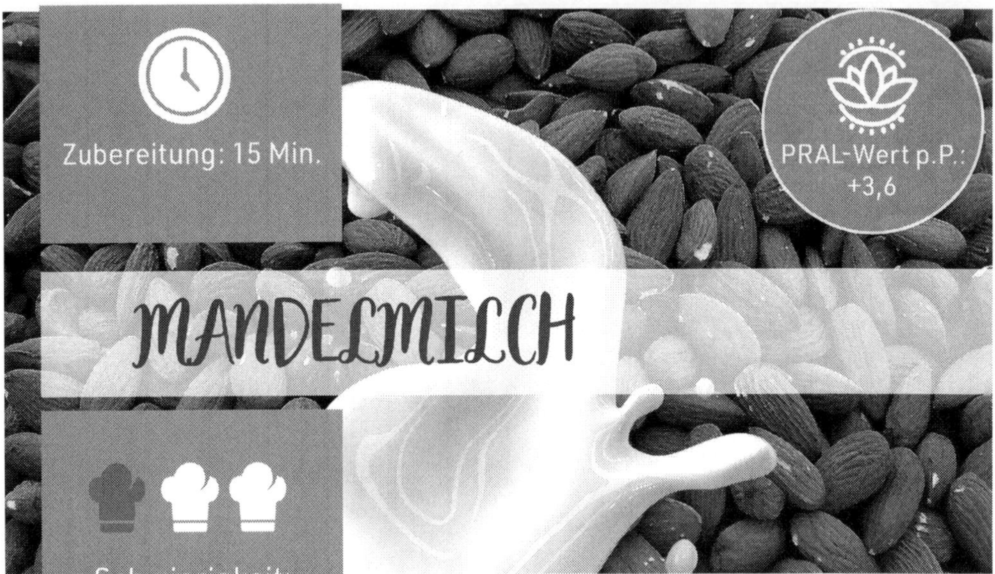

Zubereitung: 15 Min.

PRAL-Wert p.P.: +3,6

MANDELMILCH

Schwierigkeit: leicht

327 kcal, 5 g KH, 28 g F, 11 g EW

FÜR 4 PERSONEN

1400 ml	Wasser
200 g	Mandeln
1 TL	Honig

1. Mandeln mit etwa 400 ml Wasser in ein Gefäß geben und über Nacht einweichen lassen.
2. Die Mandeln am nächsten Morgen abspülen und in einen Mixer geben.
3. Mixer mit einem Liter Wasser auffüllen und beides gut mixen, bis die Flüssigkeit weiß ist.
4. Die Milch nun über einem Gefäß durch ein Tuch pressen, sodass die Milch am Ende keine Stücke mehr hat.
5. Abschließend noch einen Teelöffel Honig beifügen und gut vermischen.

KURKUMA-SMOOTHIE

FÜR 2 PERSONEN

2	Bananen
400 ml	Wasser
120 g	Blattspinat
2 EL	Leinöl
1 TL	Kurkuma
½ TL	Zimt
2 EL	Chiasamen

PRAL-Wert p.P.: -14,2

Zubereitung: 10 Min.

Schwierigkeit: leicht

249 kcal, 25 g KH, 12 g F, 5 g EW

1. Spinat abwaschen, trocken schütteln und in einen Mixer tun.
2. Banane schälen, vierteln und ebenfalls dem Mixer beifügen.
3. Zimt, Leinöl, Wasser, Kurkuma und Chiasamen zu der Banane und dem Spinat geben und alles gründlich pürieren.
4. Smoothie in zwei Gläsern servieren.

EIWEISSSHAKE

FÜR 2 PERSONEN

1	Apfel
½	Gurke
1	Grapefruit für
	100 ml Grapefruitsaft
150 g	Grünkohl
50 g	Sellerie
7 EL	Hanfsamen
½	Banane
1 TL	Leinöl
15 g	Pfefferminze
4	Eiswürfel

PRAL-Wert p.P.: -11,6

Zubereitung: 15 Min.

Schwierigkeit: leicht

352 kcal, 28 g KH, 19 g F, 17 g EW

1. Grapefruitsaft halbieren und den Saft in ein Gefäß pressen.
2. Obst beziehungsweise Gemüse gründlich waschen oder von der Schale befreien, zerteilen, gegebenenfalls die Kerne entfernen und in einen Mixer geben.
3. Hanfsamen, Minze, Leinöl und Eiswürfel ebenfalls in den Mixer geben und alles gründlich mixen, bis keine Stücke mehr vorhanden sind.
4. Shake in zwei Gläser schütten und servieren.

MANGO-MANDEL-DRINK

Zubereitung:
5 Min.

Schwierigkeit:
leicht

380 kcal, 66 g KH,
9 g F, 7 g EW

PRAL-Wert p.P.:
0

FÜR 2 PERSONEN

1	Mango (ungefähr 300 g Fruchtfleisch)
300 ml	Mandelmilch
4 EL	Zitronensaft
4 EL	Erdmandelflocken
6	Feigen (getrocknet)

1. Mango halbieren, Fruchtfleisch entfernen und in einen Mixer geben.
2. Feigen in zarte Stückchen schneiden und zu der Mango geben.
3. Zitronensaft, Erdmandelflocken und Mandelmilch ebenfalls dem Mixer beifügen, alles zu einem cremigen Shake mixen und anschließend in Gläsern servieren

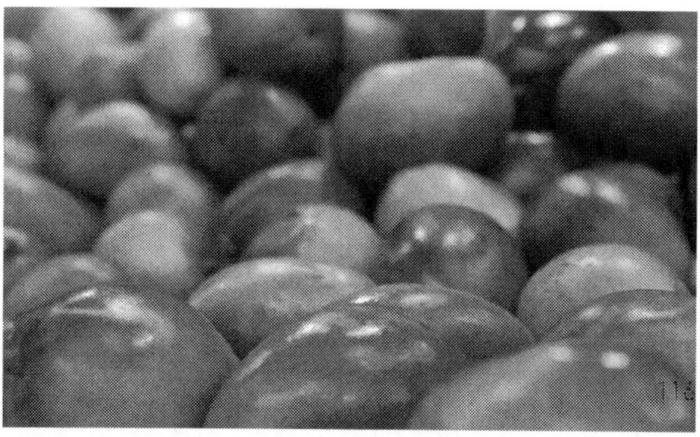

Mandel-Smoothie mit Kirschen

PRAL-Wert p.P.: -5,1

Zubereitung: 10 Min.

Schwierigkeit: leicht

171 kcal, 21 g KH, 7 g F, 6 g EW

FÜR 2 PERSONEN

200 g	saure Kirschen (entkernt)
1 EL	Zitronensaft
400 ml	Sojamilch
2 EL	geschälte Mandeln
6	Eiswürfel
1 EL	Apfeldicksaft

1. Alle Zutaten in einen Mixer füllen und mixen, bis der Shake eine cremige Konsistenz hat.
2. Shake in zwei Gläser schütten und genießen.

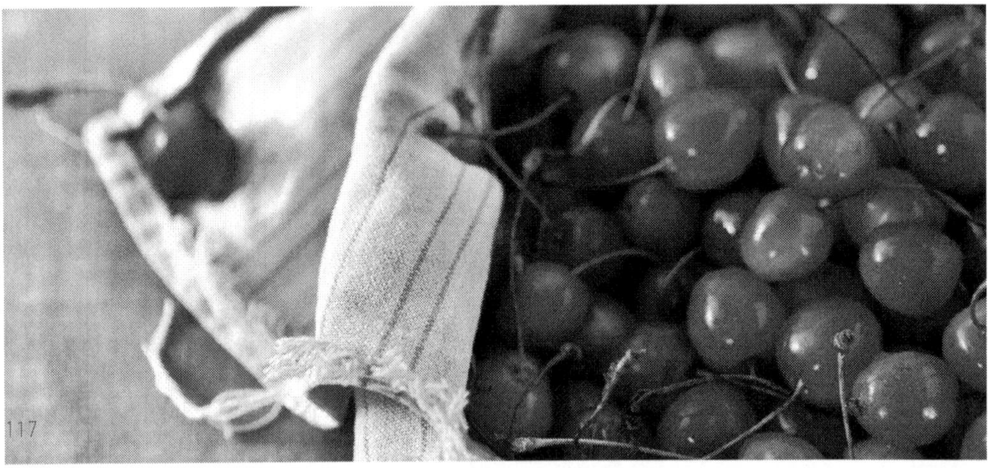

ORANGEN-PAPAYA-DRINK

FÜR 2 PERSONEN

1	Papaya
2 EL	Haselnüsse
7	Orangen
5 g	Ingwer

PRAL-Wert p.P.: -12,9

Zubereitung: 10 Min.

Schwierigkeit: leicht

189 kcal, 35 g KH, 4 g F, 4 g EW

1. Orangen halbieren und den Saft in ein Gefäß pressen. Es sollten etwa 700 Milliliter Saft entstehen.
2. Haselnüsse in feine Stücke hacken.
3. Papaya schälen, in zwei Hälften schneiden und Kerne entfernen. Dann Fruchtfleisch in grobe Stücke zerschneiden.
4. Schale von Ingwer entfernen und in zarte Stücke zerschneiden.
5. Orangensaft, Ingwer und Papaya in einen Mixer geben und mixen.
6. Saft in Gläser schütten und mit gehackten Haselnüssen verzieren.

ROTE-BETE-SAFT

Zubereitung:
10 Min.

Schwierigkeit:
leicht

239 kcal, 45 g KH,
1 g F, 8 g EW

PRAL-Wert p.P.:
-27,5

FÜR 2 PERSONEN

1.000 g Rote Bete
150 ml Buttermilch
2 säuerliche Äpfel

1. Äpfel sowie Rote Bete schälen, in kleinere Stücke schneiden und entsaften.
2. Die Säfte nun mit der Buttermilch mischen, alles verrühren und in zwei Gläser füllen.

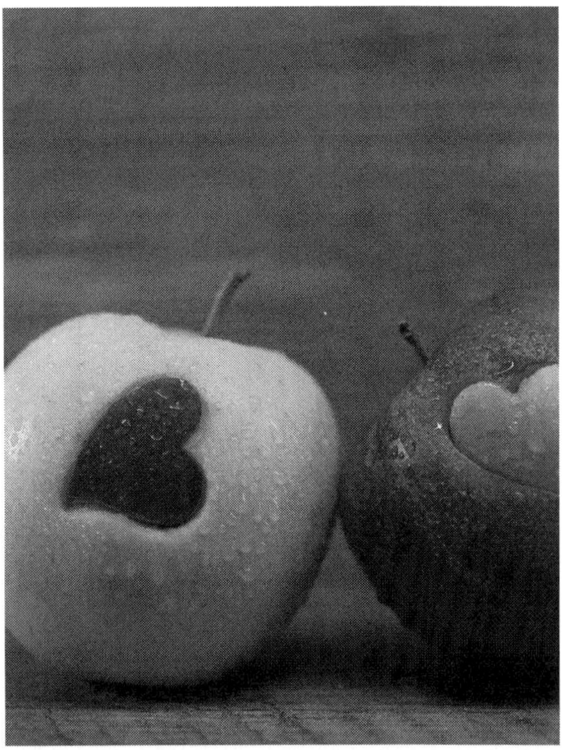

PRAL-Wert p.P.:
0

HAFERMILCH

FÜR 2 PERSONEN

400 ml	Leitungswasser
25 g	Haferflocken
2 Prisen	Salz
2 EL	Ahornsirup

1. Topf mit 200 Milliliter Wasser aufkochen.
2. Wenn das Wasser kocht die Haferflocken, Salz, sowie den Ahornsirup mit zu dem Wasser geben und nochmals kurz aufkochen.
3. Topf danach vom Herd nehmen, kurz kalt werden lassen und danach alles mit einem Pürierstab pürieren, bis die Konsistenz fein stückig ist.
4. Nun die Masse in einen Nussmilchbeutel geben und über einem Gefäß gut auspressen beziehungsweise ausdrücken.
5. Die im Gefäß aufgefangene Hafermilch in zwei Gläsern servieren.

Zubereitung:
20 Min.

Schwierigkeit:
leicht

98 kcal, 20 g KH,
1 g F, 2 g EW

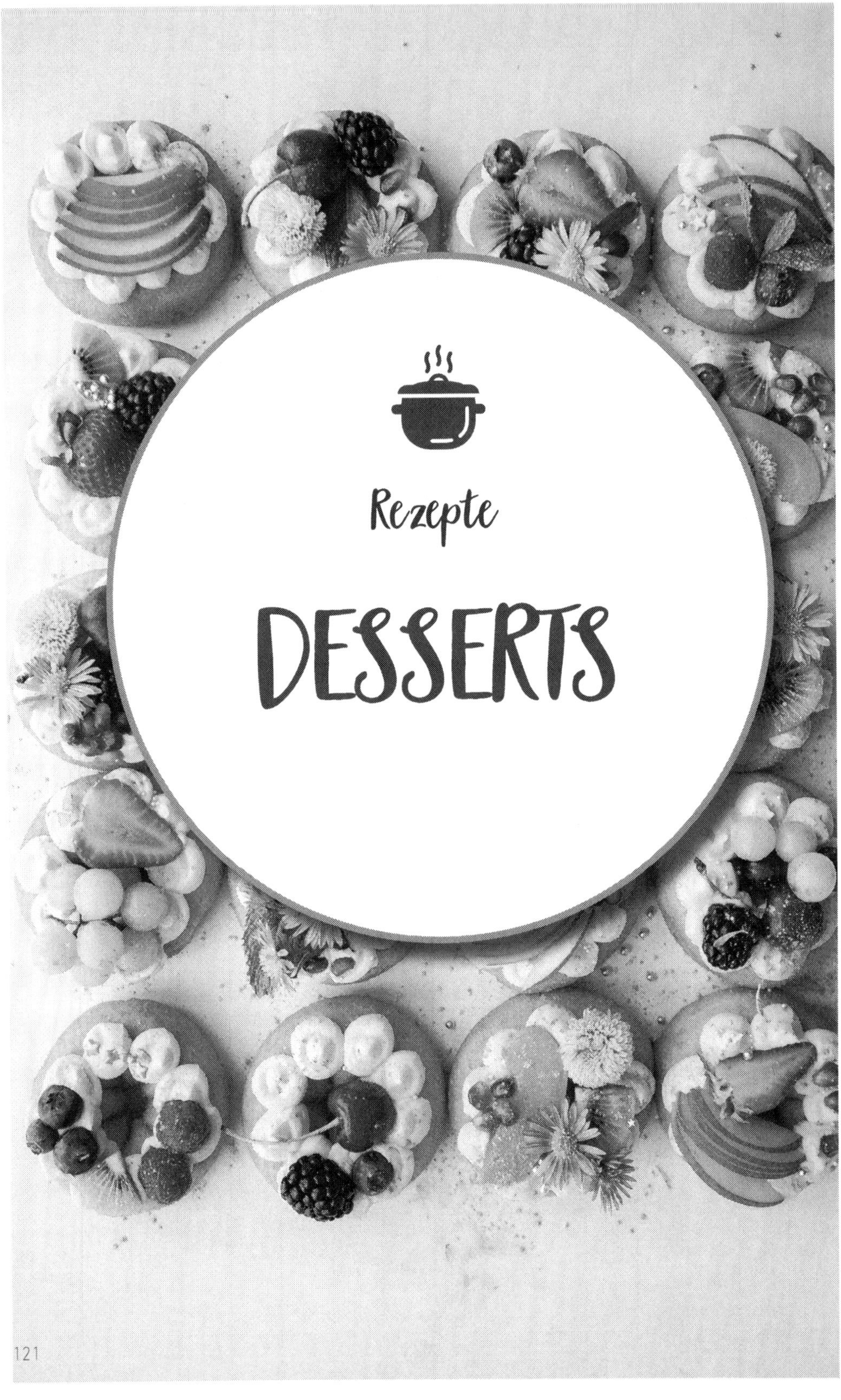

Rezepte

DESSERTS

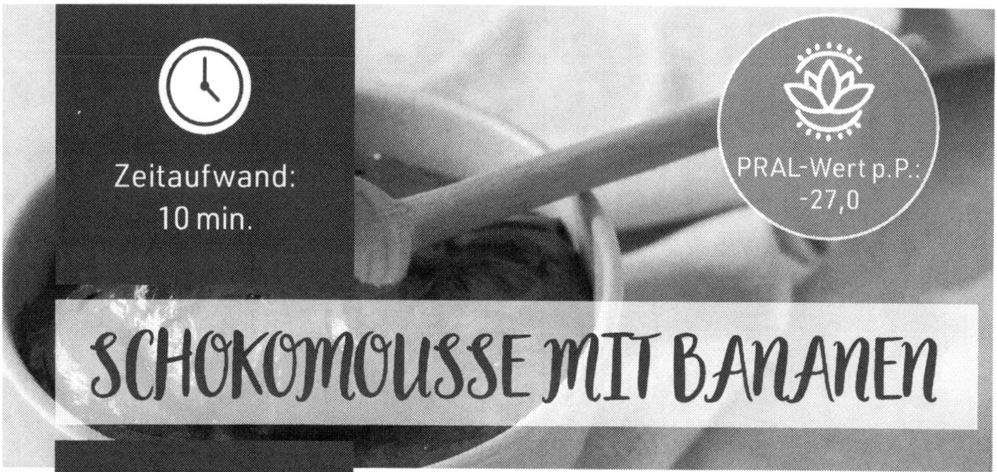

Zeitaufwand:
10 min.

PRAL-Wert p.P.:
-27,0

SCHOKOMOUSSE MIT BANANEN

Schwierigkeit:
leicht

280 kcal, 40g KH,
11 g F, 7 g EW

FÜR 2 PERSONEN

4 EL Kakaopulver
4 sehr reife Bananen
4 Datteln
1 Avocado

1. Schale von Banane entfernen und Banane in zarte Stücke zerschneiden.
2. Datteln in kleine Stücke schneiden.
3. Alle Zutaten bis auf 4 kleine Dattelstücke und 1 Teelöffel Kakaopulver in einen Mixer geben und gründlich pürieren.
4. Die Masse in zwei Gefäße füllen, mit den aufgehobenen Dattelstücken sowie dem Kakaopulver dekorieren und servieren.

PAPAYA-CARPACCIO

PRAL-Wert p.P.: -8,7

1. Papaya schälen, längs halbieren und von den Kernen befreien.
2. Fruchtfleisch in ungefähr einen Zentimeter dicke Scheiben schneiden.
3. Limette abspülen und trocknen.
4. Schale der Limette mit einem Schäler abziehen und die Hälfte der Schale in ganz feine Stücke hacken.
5. Limette nun auspressen und zwei Teelöffel Limettensaft über die Papaya-Scheiben verteilen.
6. Minze abspülen, trocknen und 12 der Blätter in feine Stücke hacken. Die restlichen Blätter beiseitelegen.
7. Die übrige Hälfte der Limettenschale nun in feine Stücke hacken und mit den gehackten Minzblättern vermischen.
8. Einen Teelöffel Wasser zu der Limettenschale sowie den Minzblättern geben und alles mit einem Mörser zu einer Paste verarbeiten.
9. Cashewkerne klein hacken und der Paste beifügen. Nochmals alles verrühren.
10. Papaya auf zwei Tellern anrichten, Paste darüber verteilen und mit den restlichen vier Minzblättern dekorieren.

FÜR 2 PERSONEN

1	Limette
400 g	Papaya
16	Minzblätter
6	Cashewkerne
1 TL	Wasser

Zubereitung: 20 Min.

Schwierigkeit: leicht

110 kcal, 17 g KH, 3 g F, 2 g EW

BANANENCHIPS

PRAL-Wert p.P.:
-8,0

FÜR 2 PERSONEN

2	Bananen
½	Zitrone

1. Schale von Banane entfernen und in zarte Scheiben zerschneiden.
2. Backpapier auf ein Backblech auslegen.
3. Zitrone auspressen.
4. Bananenscheiben von beiden Seiten dünn mit dem Zitronensaft bestreichen.
5. Bananenscheiben auf dem Backblech verteilen.
6. Backblech bei 75 Grad (Ober- und Unterhitze) in dem Ofen geben und insgesamt drei Stunden trocknen lassen. Nach 90 Minuten müssen die Chips einmalig gewendet werden.
7. Nach drei Stunden die Chips abkühlen lassen, sodass sie knusprig werden.

Zubereitung:
3 Std. 15 Min.
davon 15 Min.
Arbeitszeit und
3 Std. Wartezeit

Schwierigkeit:
leicht

116 kcal, 25 g KH,
0 g F, 2 g EW

ERDBEERKUCHEN

Zubereitung:
4 Std. 25 Min. davon
25 Min. Arbeitszeit und
4 Std. Wartezeit

Schwierigkeit:
leicht

323 kcal, 17 g KH,
22 g F, 9 g EW

PRAL-Wert p.P.:
-1,8

FÜR 8 STÜCKE

300 g	geschälte Mandeln
10	Datteln (ohne Stein)
½ TL	Vanillepulver
1	Orange
600 g	Erdbeeren
20 g	Mandelblättchen
60 g	Mandelsahne
10 g	Pfefferminze (frisch)
20 g	Flohsamenschalen

1. Orange aufschneiden und auspressen.
2. 300 g Mandeln, 6 Datteln, gepressten Orangensaft sowie Vanillepulver in einen Mixer geben und für einige Minuten bei geringer Stufe zu einer Masse pürieren.
3. Springform mit 18 Zentimeter Durchmesser bereitstellen und die eben angerührte Masse hineingeben.
4. Nun den Teig so formen, dass der Boden etwa einen Zentimeter dick ist. Der Rand sollte etwa vier Zentimeter hoch und ebenfalls einen Zentimeter dick sein.
5. Die Oberflächen des Teiges mit einem Löffel glatt streichen und den Boden anschließend in den Kühlschrank stellen.

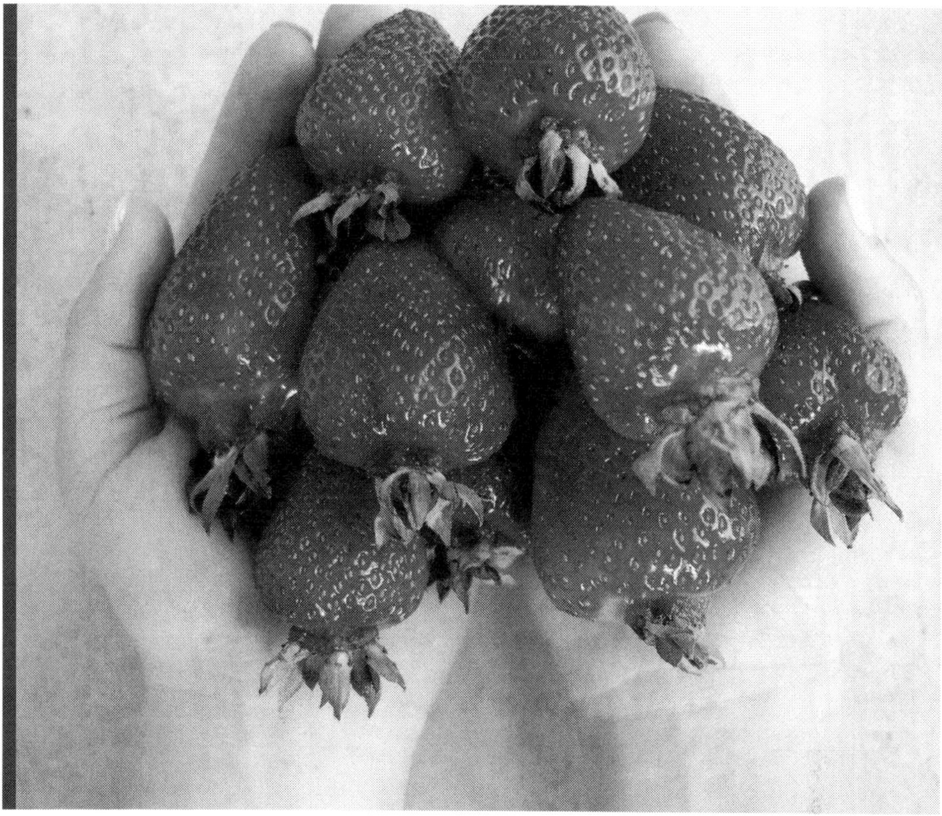

6. Erdbeeren putzen und vom Strunk befreien.
7. 12 Erdbeeren beiseitelegen und die übrigen Erdbeeren zusammen mit der Mandelsahne, vier Datteln sowie der Minze in einen Mixer geben und bei niedriger Stufe fein pürieren.
8. Wenn die Masse püriert ist, die Flohsamenschalen beimengen und nochmals kurz pürieren, sodass alles miteinander vermischt ist.
9. Boden aus dem Kühlschrank nehmen und die eben zubereitete Masse gleichmäßig darauf verteilen.
10. Den Kuchen für vier Stunden im Kühlschrank kühlen.
11. Nach dieser Zeit den Kuchen aus dem Kühlschrank nehmen, den Tortenring abnehmen und die Mandelblättchen vorsichtig an den Tortenrand drücken.
12. Die übrigen 12 Erdbeeren in zarte Scheiben zerschneiden und auf dem Kuchen verteilen.
13. Kuchen in acht Stücke schneiden und servieren.

VANILLE-DESSERT

PRAL-Wert p.P.: -4,0

Zubereitung: 5 Min.

Schwierigkeit: leicht

223 kcal, 38 g KH, 3 g F, 7 g EW

FÜR 2 PERSONEN

1 Prise	Vanille (gemahlen)
1 Schuss	Hafermilch
250 g	Kichererbsen (aus dem Glas)
2	Bananen

1. Wasser aus dem Kichererbsenglas abgießen, die Erbsen abspülen und in einen Standmixer geben.
2. Bananen schälen, vierteln und ebenfalls in den Mixer geben.
3. Vanille und Hafermilch in den Mixer schütten und alles mixen, bis Sie eine cremige Masse haben.
4. Dessert in Schälchen servieren.

PRAL-Wert p.P.:
+1,1

MANDEL-MUFFINS

FÜR 2 PERSONEN

- 40 ml Mandelmilch
- 1 Apfel
- 160 g Mandelmehl
- 1 Prise Salz
- 1 TL Vanilleextrakt
- 1 TL Natron
- 1 TL Zimt
- 45 g Mandelmus
- 3 EL Rapsöl

1. Backofen bei 180 Grad erwärmen.
2. Apfel abwaschen und in ganz kleine Stücke reiben.
3. Alle neun Zutaten in eine Schüssel füllen, verrühren und zu einem Teig verarbeiten.
4. Teigmasse in Muffinformen umfüllen und für etwa 25 Minuten in den Ofen schieben.
5. Muffins aus dem Ofen herausnehmen und zum Abkühlen beiseitestellen.

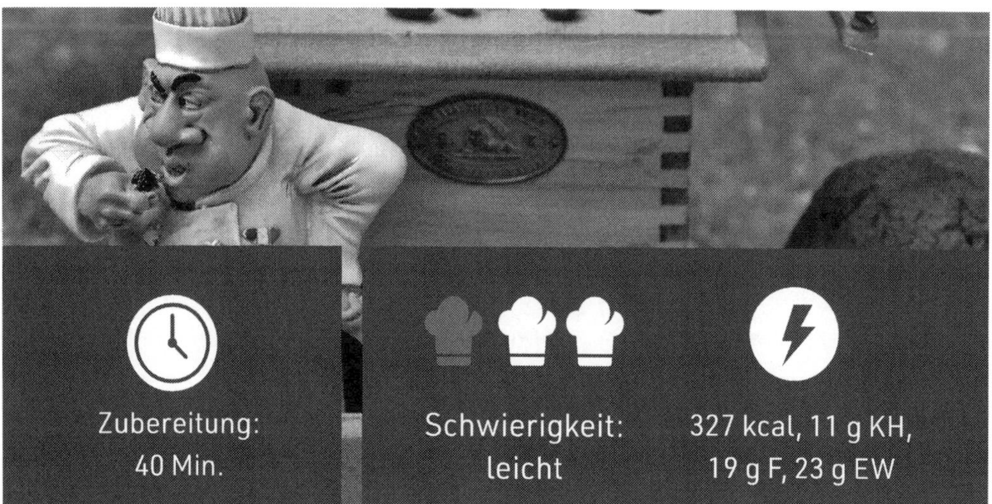

Zubereitung:
40 Min.

Schwierigkeit:
leicht

327 kcal, 11 g KH,
19 g F, 23 g EW

FRUCHTEIS MIT CHIA-PUDDING

Zubereitung:
1 Std. 10 Min.
davon 10 Min.
Arbeitszeit und
1 Std. Wartezeit

Schwierigkeit:
leicht

236 kcal, 43 g KH,
3 g F, 3 g EW

PRAL-Wert p.P.:
-6,9

FÜR 4 PERSONEN

2	Birnen
1	Apfel
1	Mango
3	Kakis
20 ml	Mandelmilch
½ TL	Zimt
1 TL	Kurkuma
2 TL	Vanilleextrakt
2	Bananen
50 ml	Kokoswasser
3 EL	Chiasamen

1. Birnen, Apfel und Kakis gründlich waschen.
2. Schale von Mango sowie Bananen entfernen.
3. Kerne und Strunk des Obstes entfernen.
4. Das gesamte Obst sowie die Mandelmilch, den Zimt, Kurkuma und Vanilleextrakt in einen Mixer geben und für mindestens 30 Sekunden zu einem cremigen Brei mixen.
5. Das Eis in ein Gefäß füllen und zum Kühlen in den Gefrierschrank stellen. Es sollte vor dem Verzehr mindestens eine Stunde kühlen.
6. Chiasamen, Kokoswasser und Vanilleextrakt in einem Gefäß vermengen und für 30 Minuten quellen lassen.
7. Eis und Pudding gemeinsam in kleinen Schüsseln anrichten und servieren.

Zeitaufwand:
40 Min. davon
10 Min. Arbeitszeit
und 30 Min. Wartezeit

PRAL-Wert p.P.:
+0,9

MANDEL-CHIA-PUDDING

Schwierigkeit:
leicht

370 kcal, 16 g KH,
24 g F, 13 g EW

FÜR 2 PERSONEN

- 110 g Himbeeren
- 8 EL Chiasamen
- 2 TL Vanilleextrakt
- 120 ml Mandelmilch
- 2 TL Kokosblütensirup
- 40 g gemahlene Mandeln

1. Mandelmilch, Chiasamen, Vanilleextrakt und Mandelmilch in ein Gefäß geben und für etwa 30 Minuten quellen lassen.
2. Sirup mit den Himbeeren in einem Topf einkochen.
3. Pudding in zwei Schüsseln verteilen und mit den Himbeeren übergießen.

Zubereitung: 30 Min.
zuzüglich Quellzeit
über Nacht

PRAL-Wert p.P.:
-4,3

NUGAT-KUGELN

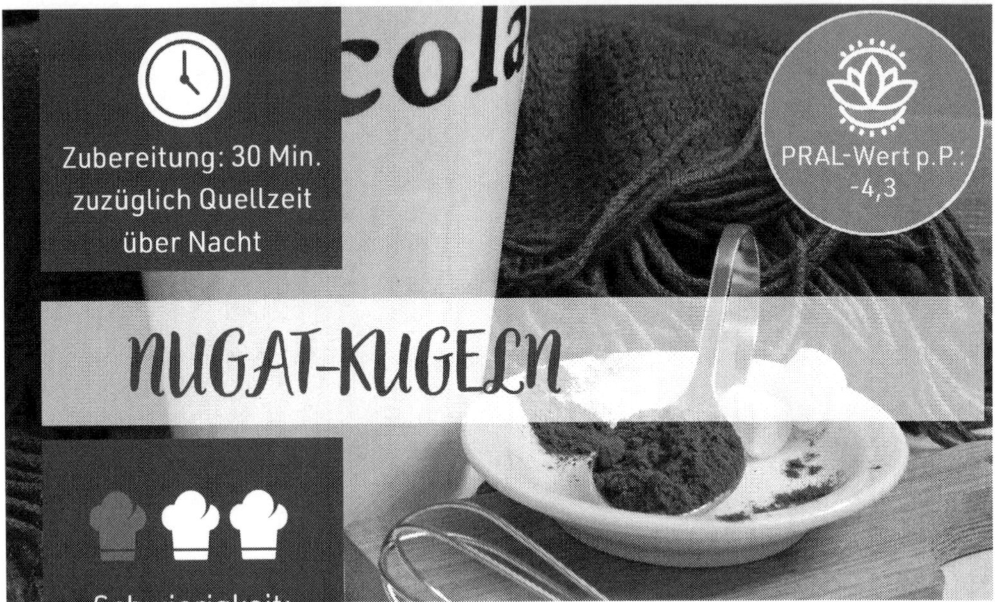

Schwierigkeit:
leicht

451 kcal, 34 g KH,
30 g F, 9 g EW

FÜR 2 PERSONEN

1 EL	Kakaopulver
100 g	Haselnüsse
1 Prise	Salz
70 g	Ahornsirup
100 ml	Wasser

1. Haselnüsse über Nacht in Wasser einlegen.
2. Am nächsten Tag übriges Wasser abgießen und die Haselnüsse zum Trocknen bei 150 Grad für etwa 15 Minuten in den Backofen schieben.
3. Nüsse mit einem Zerkleinerer (Küchenmaschine) zu sehr feinen Stücken zerkleinern.
4. Kakaopulver mit den Nüssen sowie dem Salz vermischen.
5. Ahornsirup dazu geben, nochmals gut vermischen und kleine Kugeln formen.
6. Kugeln für circa zehn Minuten im Kühlschrank kühlen.
Danach sind sie verzehrfertig.

BIRNEN-QUITTEN-DESSERT

FÜR 2 PERSONEN

2	Birnen
400 g	Quitten
70 ml	Dattelsirup
1 TL	Ahornsirup
200 ml	vegane Sahne
½ TL	Zimt
250 ml	Wasser
½ TL	Vanilleextrakt
4 EL	Zitronensaft

PRAL-Wert p.P.: -8,1

Zubereitung: 30 Min.

Schwierigkeit: leicht

489 kcal, 51 g KH, 26 g F, 4 g EW

1. Quitte waschen, schälen und würfeln.
2. Topf mit Wasser, Dattelsirup und zwei Esslöffeln Zitronensaft füllen, aufkochen und durchziehen lassen, bis die Quittenstücke gar sind.
3. Birnen waschen, aufschneiden, Kerne entfernen und Birnen raspeln.
4. Birnen mit 2 Esslöffel Zitronensaft, Ahornsirup, Zimt und Vanilleextrakt in einer Schüssel vermischen.
5. Sahne mit einem Mixer steif schlagen.
6. Sahne mit zu den übrigen Zutaten in die Schüssel füllen und verrühren.
7. Die Sahne-Birnen-Creme in kleine Schälchen verteilen und die Quittenwürfel darüber verteilen.

BANANENEIS MIT MANDELKROKANT

Zubereitung:
3 Std. 15 Min.
davon 15 Min.
Vorbereitungszeit
und 3 Std. Wartezeit

Schwierigkeit:
leicht

227 kcal, 44 g KH,
3 g F, 3 g EW

PRAL-Wert p.P.:
-7,0

FÜR 2 PERSONEN

2	Datteln (ohne Steine)
4	Bananen
10 ml	Zitronensaft
100 ml	Mandelmilch (ungesüßt)
1 EL	Mandelkrokant
1 EL	weißes Mandelmus
½ TL	Öl

1. Bananen schälen, in Scheiben schneiden, in einen Gefrierbeutel packen und für etwa drei Stunden in den Gefrierschrank legen.
2. Pfanne mit Öl erwärmen und Mandelkrokant kurz darin anrösten.
3. Danach die gefrorenen Bananenscheiben zusammen mit den Datteln, dem Zitronensaft und dem Mandelmus in einen Mixer geben und pürieren. Währenddessen langsam die Mandelmilch dazu gießen.
4. Bananeneis in zwei Schalen verteilen und mit dem Mandelkrokant dekorieren.

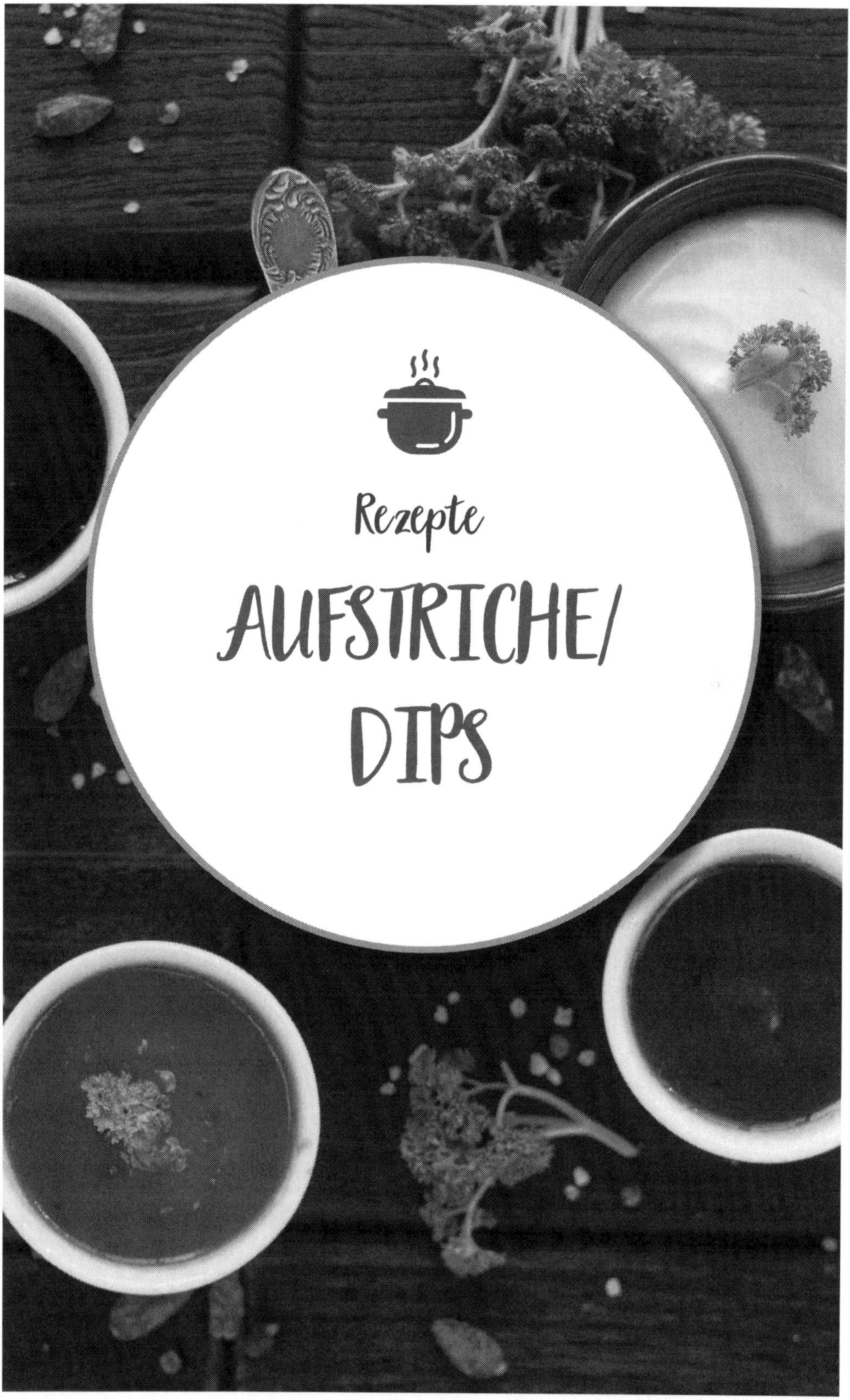

Rezepte

AUFSTRICHE/ DIPS

LINSENAUFSTRICH

Zubereitung:
20 Min.

Schwierigkeit:
leicht

148 kcal, 8 g KH,
11 g F, 4 g EW

PRAL-Wert p.P.:
-2,0

FÜR 4 PERSONEN

1	Möhre
200 ml	Wasser
5 g	Ingwer
1	Zwiebel
1 Prise	Salz
½	Paprika (rot)
100 g	rote Linsen
10 ml	Zitronensaft
3 EL	Olivenöl
1 Prise	schwarzer Pfeffer
100 g	weiße Champignons
1 Prise	Kreuzkümmel
2 EL	gehackter Dill (Tiefkühlschrank)

1. Schale von Ingwer sowie Zwiebel entfernen und je in zarte Stücke schneiden.
2. Möhre waschen oder bei Bedarf schälen und grob raspeln.
3. Paprika in zwei Hälften zerschneiden, entkernen und in zarte Streifen zerschneiden.
4. Topf mit zwei Esslöffeln Öl erwärmen und Zwiebel, Ingwer sowie Paprika darin dünsten.

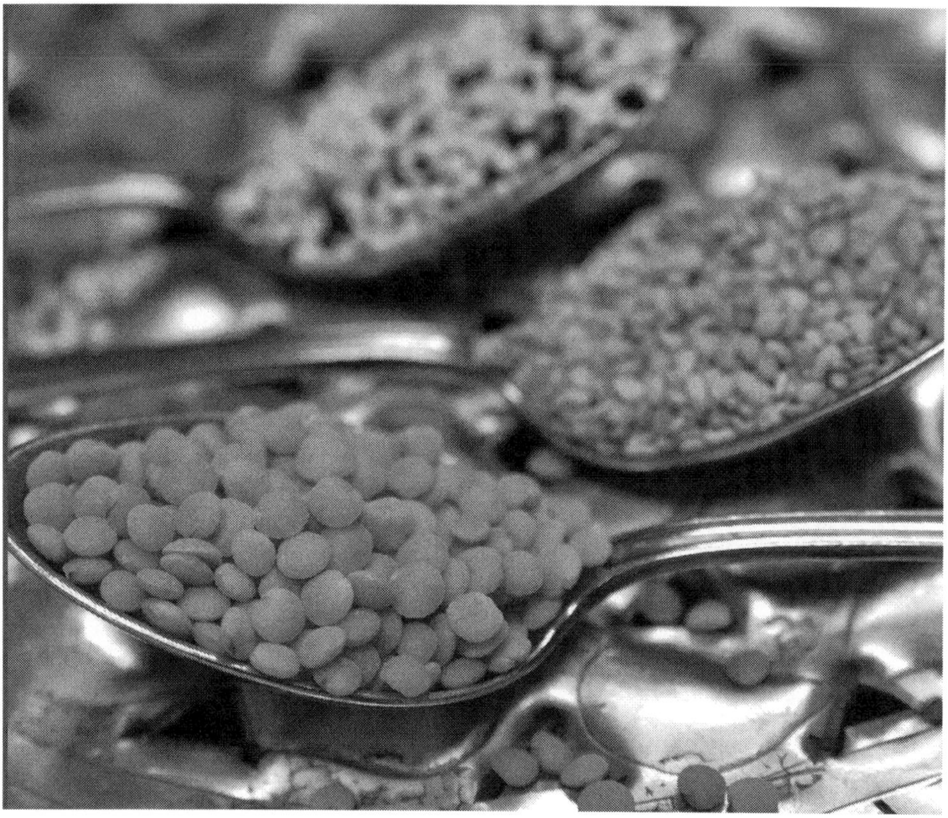

5. Wasser in einen Topf schütten.
6. Linsen kurz abwaschen, dem Topf beifügen und alles für circa 15 Minuten bei mäßiger Hitze köcheln. Gelegentlich umrühren.
7. Champignons putzen und würfeln.
8. Pfanne mit einem Esslöffel Öl erwärmen, Champignons dazu geben und für fünf Minuten bei geschlossenem Deckel dünsten.
9. Topf mit den Linsen von der Herdplatte nehmen und alles pürieren, bis die Masse eine cremige Konsistenz hat.
10. Salz, Pfeffer, Dill und Zitronensaft der Masse beifügen und alles verrühren.
11. Abschließend die Champions zu der Masse geben und alles letztmalig gründlich umrühren.

AVOCADO-CREME

PRAL-Wert p.P.: -3,4

Zubereitung: 45 Min.

Schwierigkeit: leicht

118 kcal, 0 g KH, 12 g F, 1 g EW

FÜR 4 PERSONEN

- 1 Avocado
- 1 Prise schwarzer Pfeffer
- 10 ml Zitronensaft
- 1 Prise Kräutersalz

1. Avocado schälen, vom Kern befreien und mit einer Gabel zerdrücken.
2. Gewürze und Zitronensaft der zerdrückten Avocado beifügen und alles vermischen.

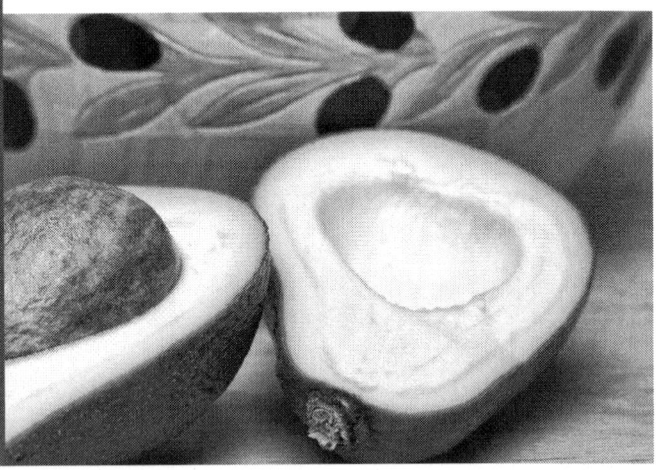

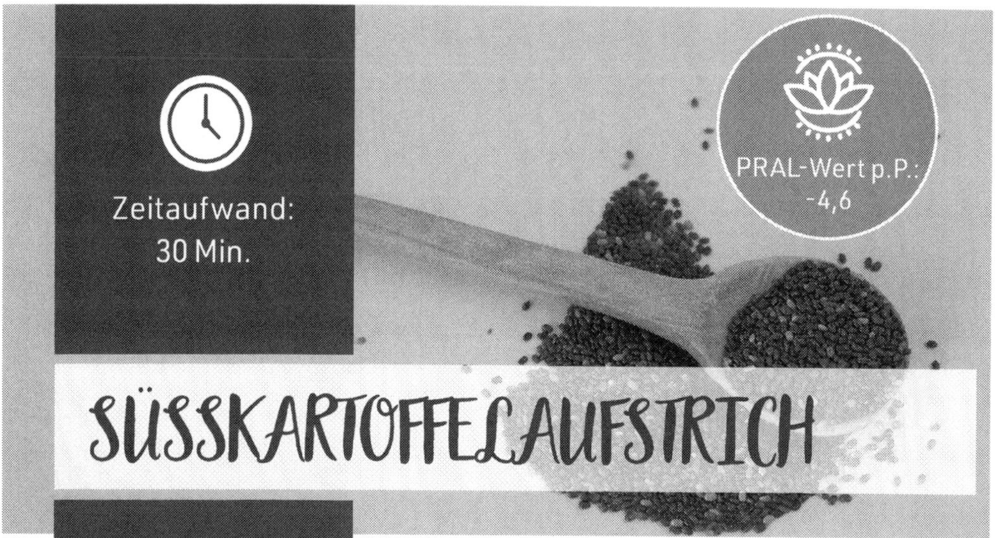

Zeitaufwand:
30 Min.

PRAL-Wert p.P.:
-4,6

SÜSSKARTOFFELAUFSTRICH

Schwierigkeit:
leicht

170 kcal, 21 g KH,
8 g F, 3 g EW

FÜR 4 PERSONEN

300 g	Süßkartoffeln
150 g	Joghurt (Natur)
½ TL	Salz
1 Prise	schwarzer Pfeffer
2 EL	Olivenöl
5 g	Petersilie

1. Schale von Süßkartoffel entfernen und Kartoffeln anschließend würfeln.
2. Wasser mit Salz in einen Topf füllen, zum Kochen bringen und die Süßkartoffeln zugedeckt für circa 15 Minuten garen.
3. Petersilie abspülen und in zarte Stücke hacken.
4. Süßkartoffeln abgießen und pürieren.
5. Joghurt, Öl und Petersilie zu den pürierten Kartoffeln geben und verrühren.
6. Mit Salz sowie Pfeffer abschmecken und nochmals verrühren.

AUFSTRICHE/
DIPS

RUCOLA-AUFSTRICH

Zubereitung:
10 Min.

Schwierigkeit:
leicht

228 kcal, 3 g KH,
22 g F, 3 g EW

PRAL-Wert p.P.:
-1,7

FÜR 4 PERSONEN

5 EL	Olivenöl
3 EL	Zitronensaft
135 g	Rucola
5 EL	Sonnenblumenkerne
1 TL	Salz

1. Rucola waschen und trocken schütteln.
2. Gesamten Zutaten in einen Mixer füllen und zu einer cremigen Masse mixen.

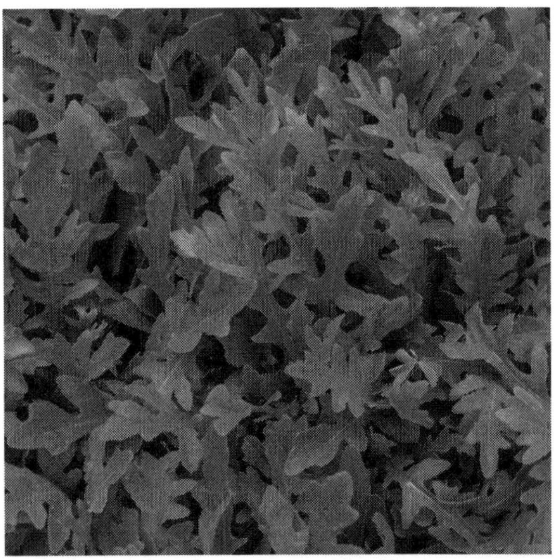

KAROTTENAUFSTRICH

FÜR 2 PERSONEN

1 TL	Curry
5 g	Ingwer
½ TL	Prise Salz
1	Apfel
1 Prise	schwarzer Pfeffer
2 EL	Hanfsamen
1 Prise	Kreuzkümmel
2	Karotten

PRAL-Wert p.P.: -6,7

Zubereitung: 15 Min.

Schwierigkeit: leicht

150 kcal, 17 g KH, 6 g F, 4 g EW

1. Karotten waschen und achteln.
2. Wasser mit etwas Salz in einen Topf füllen und die Möhren darin dünsten.
3. Apfel abwaschen, vierteln und vom Kern befreien.
4. Ingwer schälen.
5. Karotten, Apfelstücke, Hanfsamen, Gewürze sowie Ingwer in einen Mixer geben und zerkleinern.
6. Aufstrich in ein kleines Gefäß geben, nach Bedarf nochmals abschmecken, verrühren und servieren.

SCHOKOCREME MIT FEIGEN

PRAL-Wert p.P.:
-5,1

Zubereitung:
1 Std. 5 Min.davon
5 Min. Arbeitszeit
und 1 Std. Wartezeit

Schwierigkeit:
leicht

82 kcal, 9 g KH,
3 g F, 2 g EW

FÜR 2 PERSONEN

50 ml	Wasser
½ TL	Zimtpulver
100 g	Feigen
10 g	Kakaopulver
20 ml	Sahne

1. Feigen in sehr kleine Stücke hacken.
2. Wasser in ein Gefäß geben und die Feigen darin für eine Stunde aufweichen.
3. Nach einer Stunde Zimt, Sahne und Kakaopulver zu den Feigen mischen und alles vermischen.

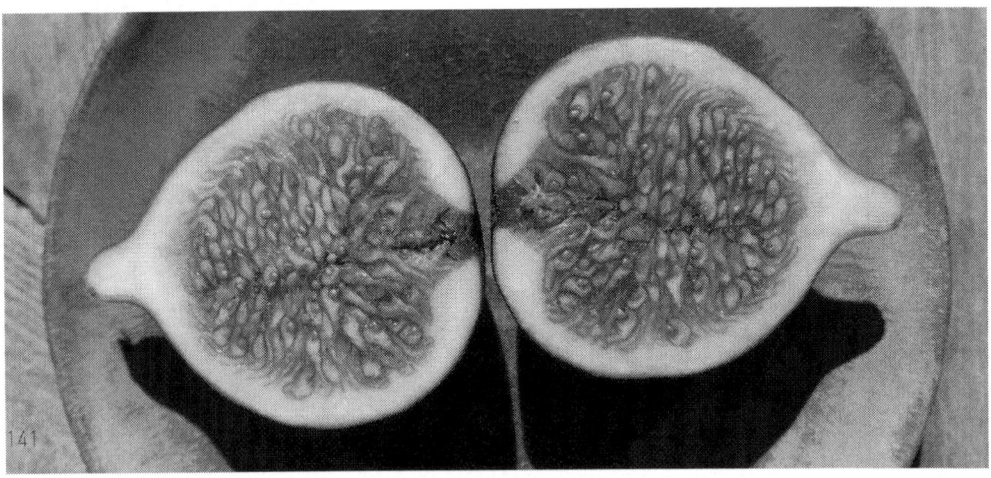

PRAL-Wert p.P.: -4,2

OBSTAUFSTRICH

FÜR 2 PERSONEN

1	Apfel
1	Banane
½ TL	Honig
3 EL	Mandeln
1	Spritzer Zitronensaft

1. Apfel abwaschen, vierteln, von den Kernen befreien und fein raspeln.
2. Banane schälen, vierteln und pürieren.
3. Nun alle Zutaten miteinander vermengen, in ein Schälchen füllen und servieren.

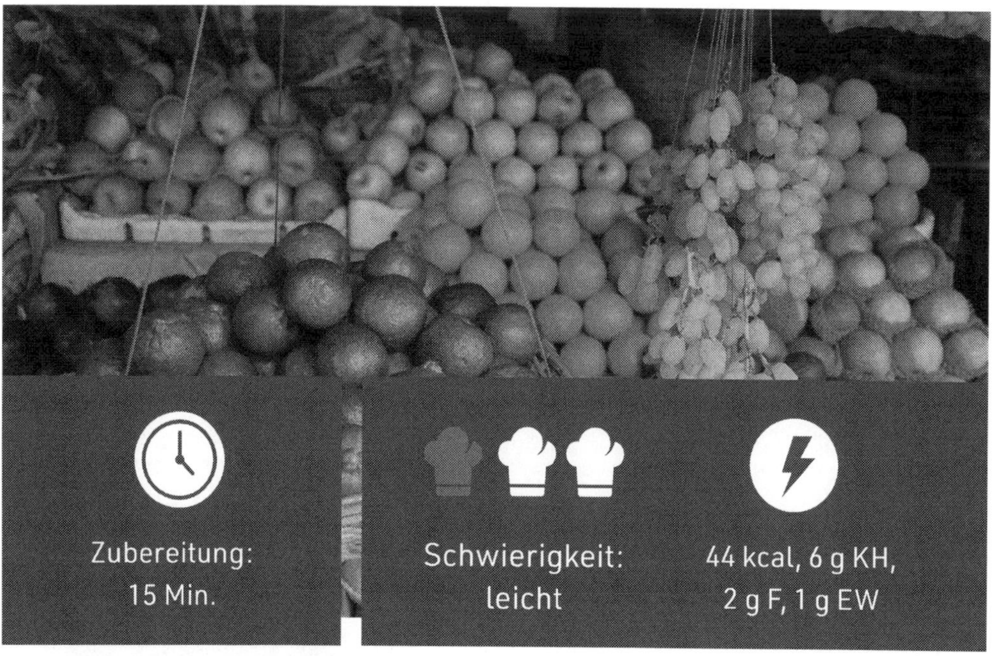

Zubereitung: 15 Min.

Schwierigkeit: leicht

44 kcal, 6 g KH, 2 g F, 1 g EW

BOHNENAUFSTRICH

Zubereitung:
20 Min.

Schwierigkeit:
leicht

115 kcal, 7 g KH,
7 g F, 5 g EW

PRAL-Wert p.P.:
-3,1

FÜR 4 PERSONEN

2 Dosen	rote Bohnen
2	Knoblauchzehen
1 Prise	schwarzer Pfeffer
1	Zwiebel
1 EL	Gemüsebrühe
½ TL	Salz
2 EL	Olivenöl

1. Zwiebel sowie Knoblauch schälen und in feine Stücke hacken.
2. Pfanne mit Öl erwärmen und Zwiebel sowie Knoblauch kurz andünsten.
3. Bohnen abgießen und kurz der Pfanne beifügen.
4. Salz, Brühe und Pfeffer auch der Pfanne beifügen und alles vermischen.
5. Pfanneninhalt pürieren, sodass eine cremige Konsistenz entsteht.

BROKKOLI-MANDEL-AUFSTRICH

FÜR 2 PERSONEN

2 EL	gehobelte Mandeln
1 EL	Essig
150 g	Brokkoli
½ TL	Salz
1 Messerspitze Natron	
1 Handvoll Basilikum (frisch)	
1 EL	Olivenöl

PRAL-Wert p.P.: -1,6

Zubereitung: 30 Min.

Schwierigkeit: leicht

155 kcal, 3 g KH, 13 g F, 5 g EW

1. Backofen bei 180 Grad Ober- und Unterhitze erwärmen.
2. Backpapier auf Backblech legen, die Mandeln darauf verteilen und für fünf Minuten im Ofen rösten.
3. Topf mit Wasser zum Kochen bringen. Den Brokkoli für etwa acht Minuten darin blanchieren. Anscheinend abgießen und kurz kalt abschrecken.
4. Mandeln, Brokkoli, Basilikum, Essig, Öl sowie Salz in ein Gefäß geben und pürieren, bis eine cremige Konsistenz vorliegt.

MÖHREN-APFEL-CASHEW-AUFSTRICH

Zubereitung:
15 Min.

Schwierigkeit:
leicht

267 kcal, 32 g KH,
12 g F, 4 g EW

PRAL-Wert p.P.:
-7,5

FÜR 2 PERSONEN

1	Knoblauchzehe
5 g	Ingwer
2	Schalotten
1 EL	Agavendicksaft
2	Möhren
2 EL	Rapsöl
½	Zitrone
1 Prise	Salz
2	Äpfel
1 Prise	schwarzer Pfeffer
30 g	Cashewkerne
5 g	Thymian (frisch)

1. Cashewkerne grob hacken.
2. Pfanne mit einem Esslöffel Öl erwärmen und die Cashewkerne kurz darin anbraten.
3. Knoblauch, Ingwer sowie Schalotten schälen und in feine Stücke schneiden.
4. Pfanne mit einem Esslöffel Öl erwärmen und Schalotten, Knoblauch sowie Ingwer anschwitzen.
5. Möhren gründlich waschen oder schälen und fein raspeln.

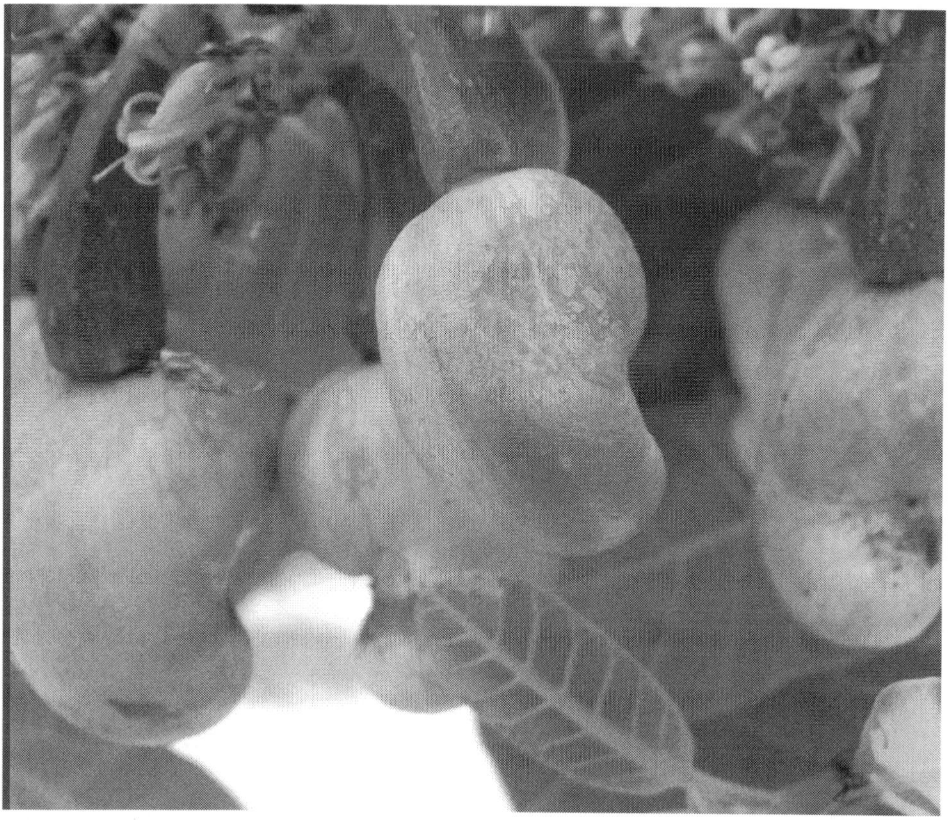

6. Apfel vom Kern befreien und Apfel würfeln.
7. Möhren in die Pfanne zu den Zwiebeln sowie den restlichen Zutaten geben und kurz mitdünsten.
8. Apfel und Thymian kurz darauf ebenfalls der Pfanne beifügen und für circa zwei Minuten dünsten.
9. Zitrone über der Pfanne auspressen, den Zitronensaft beifügen und alles kurz aufkochen.
10. Pfanneninhalt mit den Cashewkernen sowie dem Salz und dem Pfeffer in ein Gefäß umfüllen und alles mit einem Pürierstab pürieren, sodass eine cremige Masse entsteht.

QUARK

Zubereitung:
2 Tage 10 Min.
davon 10 Min.
Arbeitszeit und
2 Tage Wartezeit

Schwierigkeit:
leicht

250 kcal, 10 g KH,
19 g F, 9 g EW

PRAL-Wert p.P.:
+3,8

FÜR 4 PERSONEN

1	Knoblauchzehe
150 g	Sonnenblumenkerne
1 TL	Salz
100 ml	Mandelmilch
½ TL	Bockshornkleesamen
1	Zitrone
1 Prise	Pfeffer (weiß)
1 Prise	Paprikapulver
10 g	Schnittlauch
1 kleine	Zwiebel
150 ml	Wasser

1. 150 Gramm Sonnenblumenkerne mit 150 Milliliter Wasser in ein Gefäß geben und über Nacht einweichen lassen.
2. Kerne über einem Sieb abgießen, abspülen, dann Sieb anschließend über ein Gefäß hängen und die Kerne für etwa zwei Tage ankeimen lassen. Kerne jeweils früh und abends mit Wasser abspülen.
3. Wenn die Zeit herum ist, Sonnenblumenkerne in ein Gefäß schütten.
4. Zitrone halbieren und den Saft über dem Gefäß mit dem Kernen auspressen.
5. Knoblauch sowie Zwiebel schälen und beides in feine Stücke hacken. Mit in das Gefäß zu den anderen Zutaten geben.

6. Bockshornkleesamen und Mandelmilch ebenfalls in das Gefäß geben und alles für etwa 90 Sekunden mit einem Mixer vermischen.
7. Schnittlauch kurz abwaschen und zu Quark mischen.
8. Salz, Pfeffer und Paprikapulver ergänzen, nochmals verrühren und servieren.

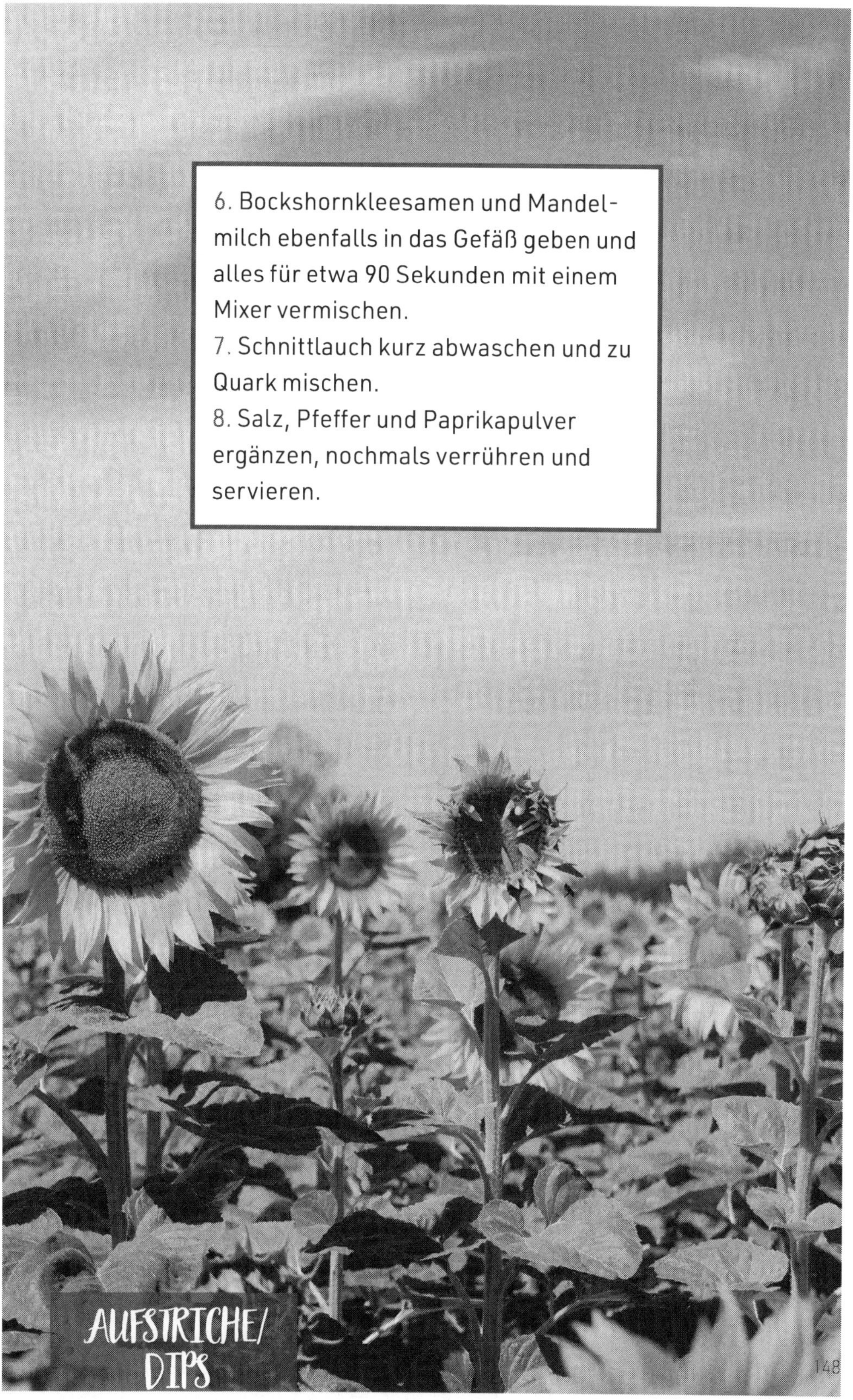

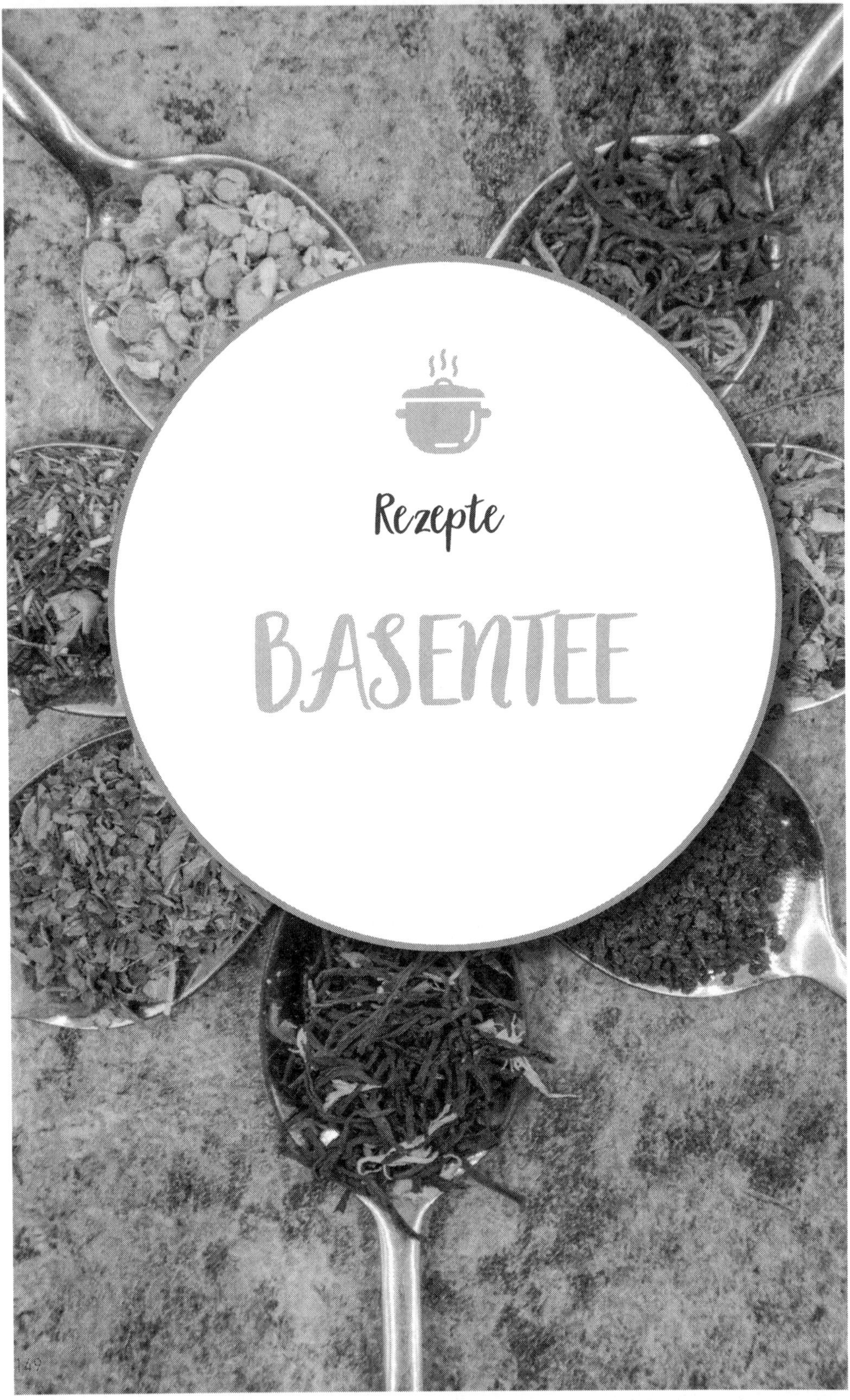
Rezepte
BASENTEE

PRAL-Wert p.P.: -1,0

SÜSSER TEE

FÜR 1 TASSE

3 EL	Lindenblüten
5 g	Ingwer (frisch)
8 EL	Kamillenblüten
250 ml	Wasser

1. Schale von Ingwer entfernen und Ingwer in sehr zarte Stücke schneiden.
2. Alle Zutaten in ein Teesieb füllen, in eine Tasse hängen und mit heißem Wasser übergießen.
3. Mindestens für 6 Minuten ziehen lassen.

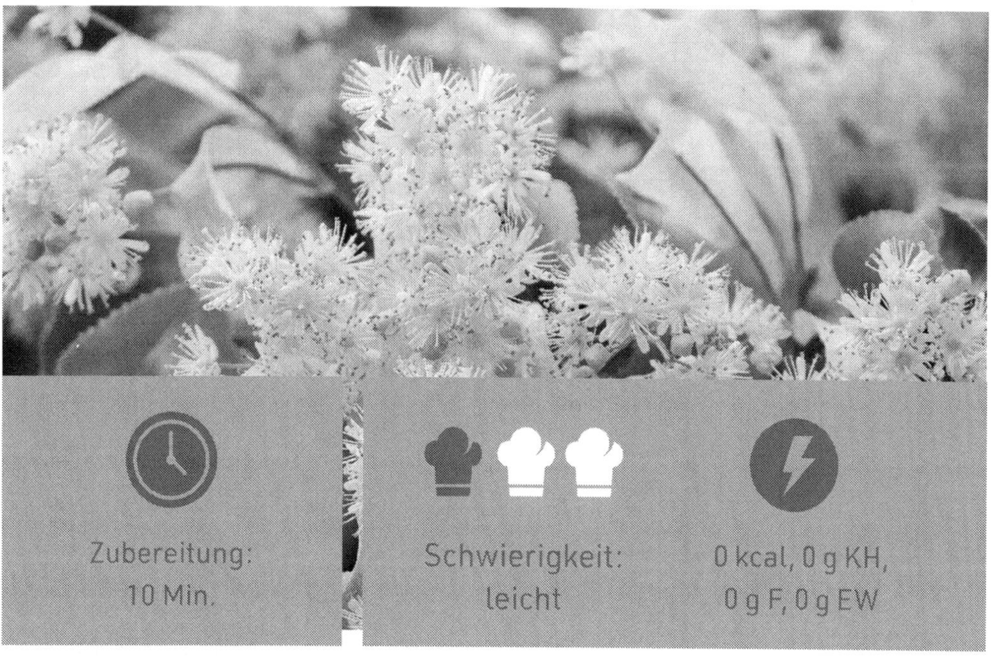

Zubereitung: 10 Min.

Schwierigkeit: leicht

0 kcal, 0 g KH, 0 g F, 0 g EW

BASENTEE

WÜRZIGER TEE

PRAL-Wert p.P.: -1,0

Zubereitung: 10 Min.

Schwierigkeit: leicht

0 kcal, 0 g KH, 0 g F, 0 g EW

FÜR 1 TASSE

6 EL	Brennnesselblätter
250 ml	Wasser
5 g	Ingwer (frisch)
5 EL	Brombeerblätter
2 EL	Löwenzahnblätter

1. Ingwer schälen und in sehr feine Stücke schneiden.
2. Alle Zutaten in ein Teesieb füllen, in eine Tasse hängen und mit heißem Wasser übergießen.
3. Mindestens für 6 Minuten ziehen lassen.

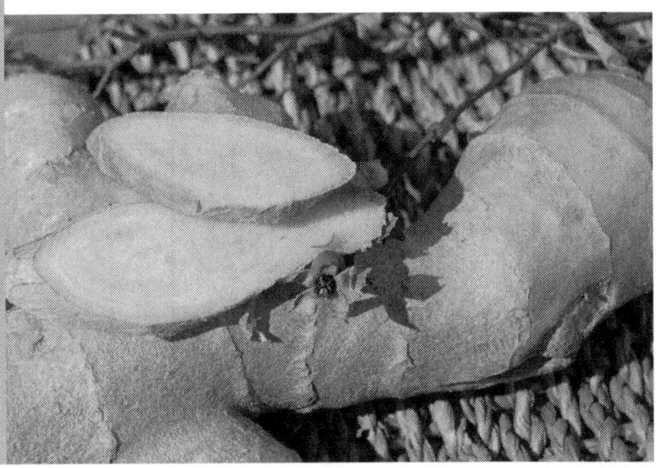

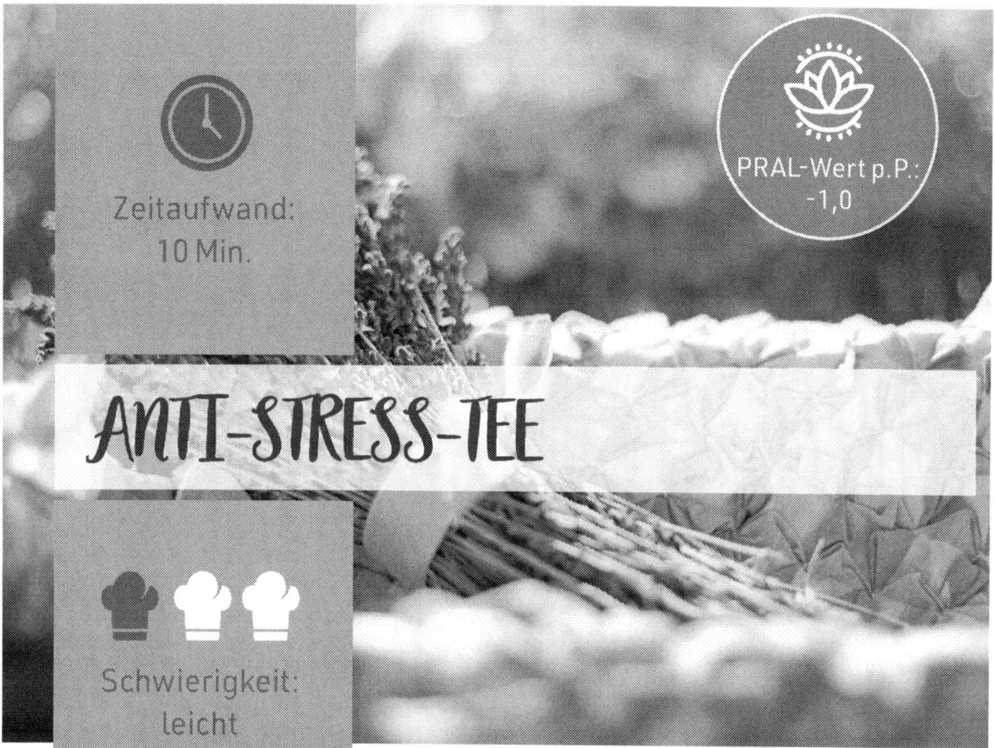

Zeitaufwand:
10 Min.

PRAL-Wert p.P.:
-1,0

ANTI-STRESS-TEE

Schwierigkeit:
leicht

0 kcal, 0 g KH,
0 g F, 0 g EW

FÜR 1 KANNE

2	Hopfenzapfen
1 TL	Rosenblüten
3 TL	Melisse
1 TL	Lavendelblüten
1 l	Wasser

1. Alle Zutaten in ein Teesieb füllen, in eine Kanne hängen und mit heißem Wasser übergießen.
2. Mindestens für 6 Minuten ziehen lassen.

BASENTEE

SÜSSLICH-HERBER TEE

Zubereitung:
10 Min.

Schwierigkeit:
leicht

0 kcal, 0 g KH,
0 g F, 0 g EW

PRAL-Wert p.P.:
-1,0

FÜR 1 KANNE

1 l	Wasser
1 TL	Mariendistel
2 TL	getrocknete Apfelschalen
1 TL	Brombeerblätter
1 TL	Himbeerblätter
1 TL	Holunderblüten

1. Alle Zutaten in ein Teesieb füllen, in eine Kanne hängen und mit heißem Wasser übergießen.
2. Mindestens für 6 Minuten ziehen lassen.

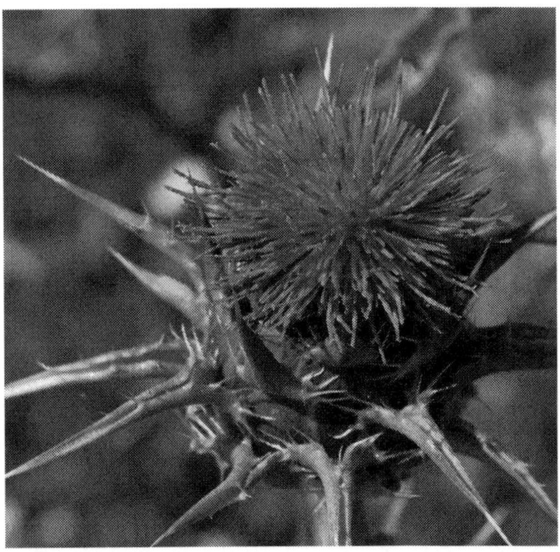

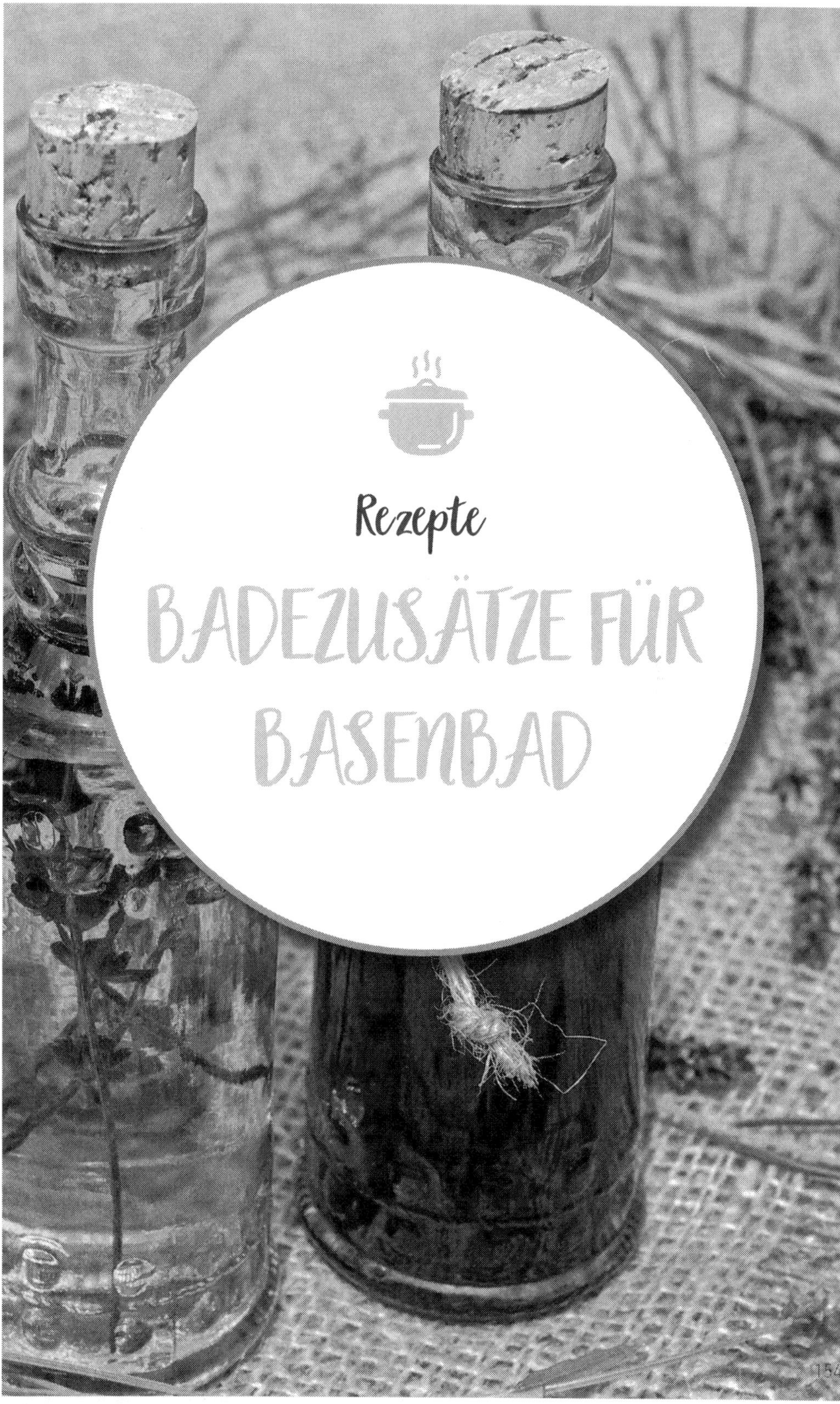

Rezepte

BADEZUSÄTZE FÜR BASENBAD

BADEZUSATZ MIT LAVENDELÖL

FÜR 1 BASENBAD

5 Tropfen Lavendelöl

100 g Natron

Zubereitung:
10 Min.

Schwierigkeit:
leicht

1. Wasser mit einer Temperatur von 38 Grad Celsius in die Badewanne einlassen.
2. Natron in eine gesonderte Schüssel schütten und diese mit einem halben Liter 35 Grad Celsius warmen Wasser auffüllen. Natron währenddessen gut verrühren.
3. Wenn Natron vollständig aufgelöst ist, den Inhalt der Schüssel langsam in die Badewanne gießen und gleichmäßig verteilen.
4. Lavendelöltropfen dem Badewasser beifügen und nochmals mit der Hand gleichmäßig verteilen.

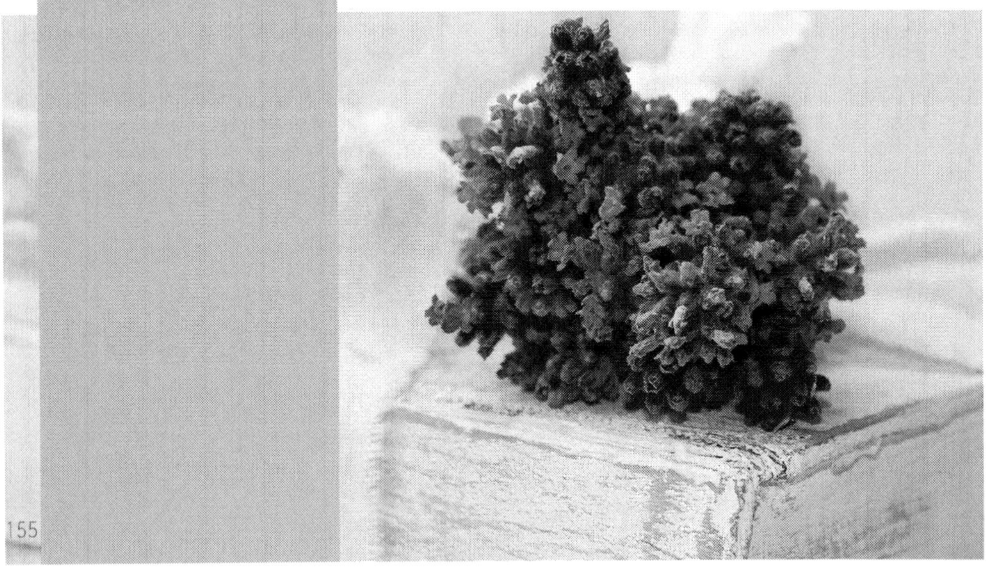

BADEZUSATZ ZUR ENTSPANNUNG

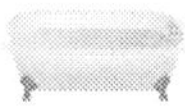

FÜR 1 BASENBAD

3 Tropfen Rosenöl
100 g naturreines Meersalz
2 Tropfen Sandelholzöl

1. 38 Grad Celsius warmes Wasser in die Badewanne einlassen.
2. Währenddessen 1 Liter Wasser auf dem Herd zum Kochen bringen.
3. Meersalz in einen anderen Topf füllen.
4. Kochendes Wasser vom Herd nehmen und das Salz langsam damit übergießen.
5. Wenn das Salz sich aufgelöst hat, das Öl beimischen.
6. Die Salz-Öl-Mischung in die volle Badewanne gießen und alles gut mit der Hand verteilen.

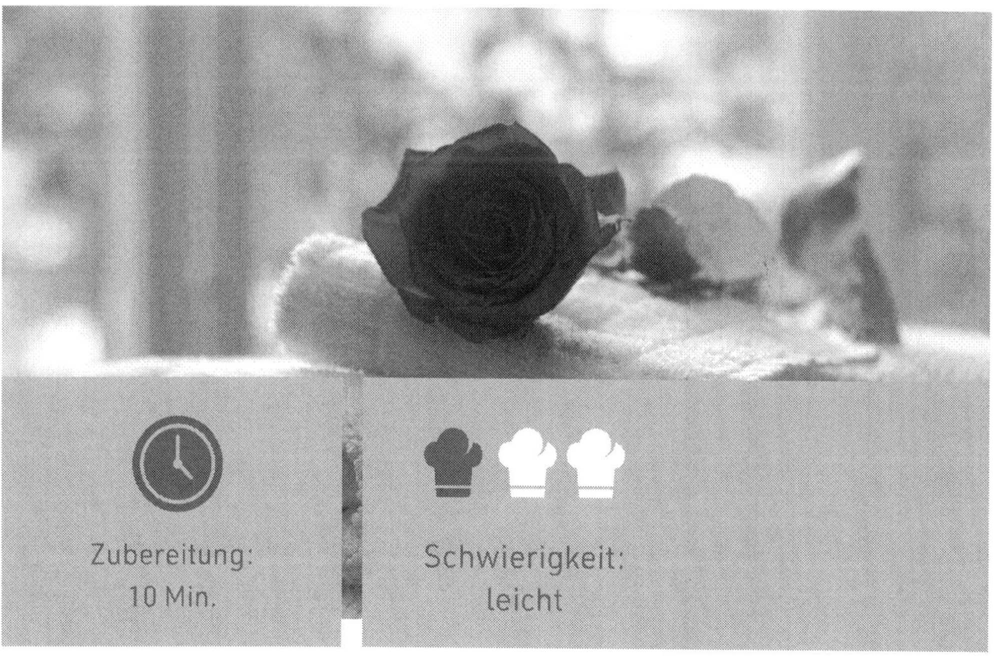

Zubereitung:
10 Min.

Schwierigkeit:
leicht

BADEZUSATZ FÜR GUTE STIMMUNG

Zubereitung:
10 Min.

Schwierigkeit:
leicht

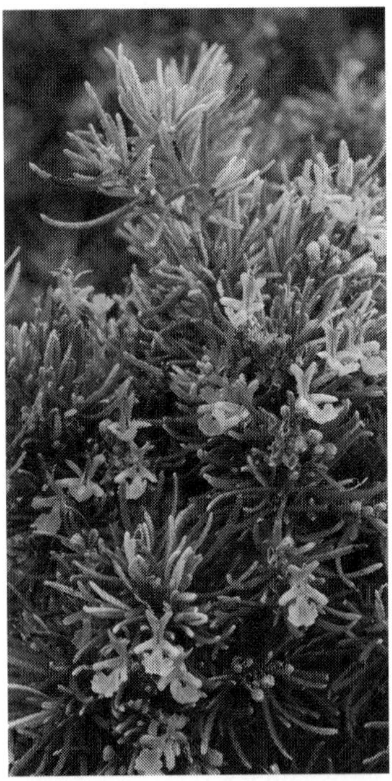

FÜR 1 BASENBAD

3 Tropfen	Rosmarinöl
100 g	naturreines Meersalz
3 Tropfen	Zitronenöl
1	Rosmarinzweig

1. 38 Grad Celsius warmes Wasser in die Badewanne einfüllen.
2. Währenddessen 1 Liter Wasser auf dem Herd zum Kochen bringen.
3. Salz in ein Schraubglas füllen.
4. Nun das Öl beifügen, die Blätter von dem Rosmarinzweig abzupfen und ebenfalls mit in das Glas geben.
5. Glas zuschrauben und alles so lange schütteln, bis die Zutaten gut verteilt sind. Klumpen sollten sich dabei nicht bilden.
6. Mischung in einen Topf füllen und mit dem heißen Wasser übergießen. Alles gut vermischen.

Hinweis zu den Rezepten

Sie wundern sich vielleicht, dass es keine Bilder zu den einzelnen im Buch enthaltenen Rezepten gibt. Ist man es doch gewohnt, Kochbücher mit dem fertig drappierten Gericht in den Händen zu halten. Doch ist es nicht oft so, dass die fertigen Gerichte nur selten so aussehen wie auf den Rezeptbildern? Dies liegt vor allem daran, dass teure Fotografen gebucht werden, die Fotos Bildbearbeitungsprogramme durchlaufen und das seit mittlerweile Stunden erkaltete Gericht anschließend in dem Müll landet. Warum lassen wir also unserer Fantasie nicht ein wenig Spielraum und lassen uns von dem Gericht an sich bei der Anrichtung inspirieren?

Unabhängig davon, dass der Prozess der Bilderstellung sehr teuer werden kann und auch ein farblich gedrucktes Buch den Verkaufspreis in die Höhe schnellen lässt, sehe ich dieses Buch als einen praktischen Begleiter am Herd. Mein Anspruch war, es soll zu einem erschwinglichen Preis erworben werden können, es soll genutzt werden und man soll nicht bedauern, wenn Fett- und Soßenspritzer den Weg auf das Buch finden.

Aus diesen Gründen habe ich mich entschieden, dieses Säure-Basen-Kochbuch ohne eigens angefertigte Bilder zu veröffentlichen.
Haben Sie Spaß beim Kochen und folgen Sie Ihrer eigenen Intuition.

Impressum:

1. Auflage

Kontakt: Im Pesch 5a - 52385 Nideggen

Covergestaltung: fiverr.com
Coverfoto: depositphotos.com